Monthly Book
Medical Rehabilitation
編集企画にあたって………

　高齢化が進む我が国では，摂食機能や嚥下機能の低下した高齢者が増加しています．従来は，摂食嚥下障害は脳卒中後に好発する症状と捉えられていましたが，寿命の延長に伴い，脳卒中でない場合でも摂食嚥下障害をきたすことも多くなっています．最近ではサルコペニアによる嚥下障害も注目されています．原因が多岐にわたるため摂食嚥下機能が低下した高齢者に，どのようなアプローチ方法が良いのか迷う場合も多いと思います．
　広島大学の青木先生らは，脳卒中患者に多職種連携チームで対応したところ，肺炎発症リスクを59％低下したという報告を2016年にされ，多職種連携で対応する大切さを教えていただきました．そのことがきっかけで摂食嚥下障害に関する専門性の高い先生方に多職種連携でのアプローチの大切さを書籍にしたいと考えておりました．そのようなとき，メディカルリハビリテーション誌から企画依頼をいただき，「摂食嚥下障害患者の食にチームで取り組もう！」というタイトルでの企画を立て，摂食嚥下分野で活躍され，懇意にさせていただいている医師(リハビリテーション医，脳神経内科医，耳鼻科医)，歯科医師，看護師，ST，PT，OT，歯科衛生士および管理栄養士(急性期病院，リハビリテーション病院，在宅訪問)に原稿を依頼しました．
　原稿を読ませていただき，今までにない切り口で，大変参考になる情報が多数ありました．職種により観察する点が異なることのみならず，どのような情報があればより適切に機能するのか，どのような情報を提供できるのかなどが詳細に書かれています．各職種の専門性の高い先生に寄稿していただきましたので，医師のみならず，様々な職種の先生方が摂食嚥下機能の低下している方にアプローチする参考になると思います．
　また，嚥下障害者の割合は，一般病院(13.6％)よりも，回復期病院(31.6％)や老人保健施設(45.3％)，特別養護老人ホーム(59.7％)で高いと国立医療長寿センター(平成24(2012)年3月発行)の報告書では記載されています．しかし，老健や特養では医療スタッフが限られるため，病院のようなアプローチが難しいのが現状ではないでしょうか．このような医療資源の限られる場においても，それぞれの職種のアプローチポイントが記載されていますので，本書を活用いただき，経口摂取に取り組んでいただければ幸甚です．

2019年6月
栢下　淳

Key Words Index

和　文

― あ行 ―
栄養価　58
嚥下障害　29
嚥下造影検査　58
嚥下調整食　58,73,80
オーラルサルコペニア　36
オーラルフレイル　36

― か行 ―
学会分類2013　58
間欠的口腔食道経管栄養法　73
カンファレンス　1
義歯　14
急性期　65
KTバランスチャート　21
言語聴覚士　29
口腔期　14
口腔準備期　14
誤嚥性肺炎　9
ゴール　1

― さ行 ―
座位姿勢評価　43
サルコペニア　65,73
サルコペニアの摂食嚥下障害　73
姿勢調整　43
舌圧　14,58
舌接触補助床　14
食形態　52
食支援　80
生活の質　65
ゼリー状　52
早期経口摂取　21

― た行 ―
多職種合同摂食嚥下チーム　9
多職種連携　21,36,65
地域包括ケアシステム　80
チームアプローチ　1,29,43
チームカンファレンス　9
低栄養　65,73,80
とろみ状　52

― は行 ―
包括的口腔評価　36
包括的支援　21
訪問栄養指導　80

― ら行 ―
理学療法　43
リハビリテーション　29
臨床倫理　1

欧　文

― A ―
acute care　65
aspiration pneumonia　9

― C ―
clinical ethics　1
comprehensive oral evaluation　36
comprehensive support　21
conference　1
cooperation of multi-occupation　36

― D ―
denture　14
dysphagia　29
dysphagia diet　58,73

― E～H ―
early commencement of oral intake　21
food texture　52
goal　1
home nutritional care　80

― I ―
interdisciplinary approach　65
intermittent oro-esophageal tube feeding　73

― J～L ―
Japanese Dysphagia Diet 2013 by the JSDR Dysphagia Diet Committee　58
jelly　52
Kuchikara Taberu Balance Chart　21
Local integrated care system　80

― M・N ―
malnutrition　65,73,80
multidisciplinary swallowing team　9
multi-sector collaboration　21
nutrition support　80
nutritional value　58

― O ―
oral frail　36
oral preparation stage　14
oral sarcopenia　36
oral stage　14

― P・Q ―
palatal augmentation prosthesis：PAP　14
physical therapy　43
posture correction　43
quality of life：QOL　65

― R ―
rehabilitation　29
Rivised Oral Assessment Guide：ROAG　36

― S ―
sarcopenia　65,73
sarcopenic dysphagia　73
sitting posture assessment　43
speech language hearing therapists　29
swallow food　80

― T・V ―
team approach　1,29,43
team conference　9
thickness　52
tongue pressure　14,58
videofluoroscopic examination of swallowing：VF　58

Writers File

ライターズファイル（50音順）

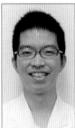

青木志郎
（あおき しろう）

2003年	広島大学卒業 同大学脳神経内科入局
2005年	脳神経センター大田記念病院脳神経外科
2007年	広島大学病院脳神経内科，医科診察医
2011年	広島大学大学院脳神経内科学修了（博士号取得）
2012年	同大学大学院医歯薬保健学研究院脳神経内科学，特任助教
2013年	同大学病院脳神経内科，助教

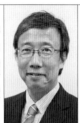

栢下 淳
（かやした じゅん）

1988年	徳島大学医学部栄養学科卒業
1990年	同大学大学院栄養学研究科修士課程修了 民間企業（機能性食品・病者用食品の開発）
1998年	岐阜市立女子短期大学，講師
1999年	徳島大学にて博士（栄養学）取得
2005年	県立広島大学人間文化学部健康科学科，准教授
2009年	同，教授

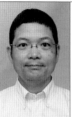

仙田直之
（せんだ なおゆき）

1993年	島根医科大学卒業 同大学耳鼻咽喉科入局
1998年	六日市病院耳鼻咽喉科，医長
2000年	健和会大手町病院耳鼻咽喉科，部長
2004年	同，NSTチェアマン
2006年	総合病院松江生協病院耳鼻咽喉科，部長

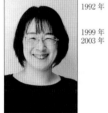

上島順子
（うえしま じゅんこ）

2002年	同志社女子大学生活科学部食物栄養学科管理栄養士専攻卒業
2002年	明治国際医療大学附属病院栄養部
2003年	大津赤十字病院栄養課
2008年	海老名総合病院栄養科
2013年	神奈川県立保健福祉大学大学院保健福祉学研究科保健福祉学専攻（栄養学修士）
2013年	NTT東日本関東病院栄養部

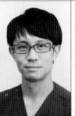

國枝顕二郎
（くにえだ けんじろう）

2008年	岐阜医学部大学卒業 聖隷三方原病院，初期研修医
2010年	浜松市リハビリテーション病院リハビリテーション科
2011年	聖隷三方原病院リハビリテーション科・内科
2012年	東北大学内部障害学分野 浜松市リハビリテーション病院リハビリテーション科
2013年	聖隷浜松病院リハビリテーション科
2015年	浜松市リハビリテーション病院リハビリテーション科 東京医科歯科大学大学院卒業

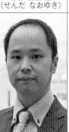

西岡心大
（にしおか しんた）

2002年	東京農業大学応用生物科学部栄養科学科卒業
2002年	国立霞ケ浦病院栄養管理室
2003年	国立療養所栗生楽泉園栄養管理室
2005年	長崎リハビリテーション病院栄養科
2009年	近森病院臨床栄養部，主任
2011年	長崎リハビリテーション病院教育研修部
2012年	同，栄養管理室，室長
2018年	同，人材開発部副部長（併任） 長崎県立大学大学院博士前期課程修了，修士（栄養学） 徳島大学大学院博士後期課程

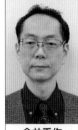

江頭文江
（えがしら ふみえ）

1992年	静岡県立大学短期大学部食物栄養学科卒業 聖隷三方原病院栄養科
1999年	ピーチサポート，代表
2003年	地域栄養ケアPEACH厚木，代表

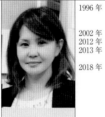

小山珠美
（こやま たまみ）

1978年	神奈川リハビリテーション病院
2005年	愛知県看護協会 認定看護師教育課程「摂食・嚥下障害看護」，主任教員
2006年	東名厚木病院
2015年	伊勢原協同病院 摂食機能療法室

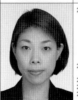

福岡達之
（ふくおか たつゆき）

2002年	兵庫医科大学ささやま医療センターリハビリテーション室
2013年	同大学院リハビリテーション部
2016年	広島国際大学リハビリテーション学科，准教授
2018年	兵庫医科大学大学院医学研究科修了，博士（医学）

金井秀作
（かない しゅうさく）

1993年	藍野医療技術専門学校卒業
1993年	岡波総合病院リハビリテーション科理学療法士
1997年	行岡リハビリテーション専門学校，専任教員
1998年	行岡病院理学療法部理学療法士（兼任）
2000年	広島県立保健福祉大学理学療法学科，助手
2003年	近畿大学大学院工業技術研究科修了（工学）
2005年	県立広島大学保健福祉学部理学療法学科，講師
2006年	神戸大学大学院医学系研究科修了（医学）
2010年	県立広島大学保健福祉学部理学療法学科，教授

白石 愛
（しらいし あい）

1996年	熊本県歯科医師会立熊本歯科衛生士専門学院卒業
2002年	聖ケ塔病院
2012年	NST専門療法士取得
2013年	熊本リハビリテーション病院
2018年	日本摂食嚥下リハビリテーション学会認定士取得

吉川峰加
（よしかわ みねか）

2004年	広島大学大学院博士課程修了 長寿科学振興財団，在外研究員 米国イリノイ州ノースウエスタン大学コミュニケーション科学障害学部
2005年	広島大学病院，医員（研修医）
2006年	同大学病院，医員
2007年	同大学病院，歯科診療医
2008年	同大学大学院医歯薬学総合研究科先端歯科補綴学研究室，助教
2011年	米国カルフォルニア州立ロサンゼルス校歯学部ワイントロープセンター留学
2012年	広島大学大学院，准教授

Contents

摂食嚥下障害患者の食に チームで取り組もう！

編集／県立広島大学教授　栢下　淳

摂食嚥下障害のチームアプローチの概念　　　　　　　　　國枝顕二郎ほか　**1**

　　　方針に悩む症例では背景に倫理的ジレンマが潜んでいることがある．チームで
　　　倫理的な視点を持ってアプローチすると，道が開けることもある．

摂食嚥下障害ケア（医師）　　　　　　　　　　　　　　　　青木　志郎　**9**

　　　多職種合同摂食嚥下チームの介入は，急性期脳卒中患者における肺炎発症率を
　　　有意に減少させることが可能である．各職種間での顔を合わせた情報共有が非
　　　常に重要である．

摂食嚥下障害ケア（歯科医師）　　　　　　　　　　　　　　吉川　峰加　**14**

　　　摂食嚥下障害者に対する歯科からのアプローチには器質的・機能的なものが
　　　あり，比較的患者の外観から得られる情報も多いため，積極的なチームアプ
　　　ローチが可能である．

「口から食べる」を早期にサポートする包括的アプローチ　　　小山　珠美　**21**

　　　・急性期医療における QOL を勘案した早期経口摂取開始の必要性
　　　・KT バランスチャートを用いた多職種連携による包括的アプローチ

**摂食嚥下障害患者に対する言語聴覚士のアプローチと
チーム医療**　　　　　　　　　　　　　　　　　　　　　　　福岡　達之　**29**

　　　嚥下リハビリテーションにおいて，言語聴覚士のアプローチはチーム医療の中
　　　で成り立っており，職種間連携による情報共有が極めて重要である．

摂食嚥下障害ケア（歯科衛生士）　　　　　　　　　　　　　白石　愛　**36**

　　　入院，在宅療養患者ともに約 8 割に口腔の問題が生じている．見落としやすい
　　　口腔の問題に対し早期解決をはかり，歯科衛生士も摂食嚥下障害に積極的に多
　　　職種で参画することが重要である．

摂食嚥下障害ケア（PT）　　　　　　　　　　　　　　　　　金井　秀作ほか　**43**

　　　摂食嚥下障害に対する理学療法の代表的手技とチームアプローチにおける姿勢
　　　調整を担う PT の役割について実践例を通じてポイントを述べる．

Monthly Book
MEDICAL REHABILITATION No. 238/2019.7 目次

編集主幹／宮野佐年　水間正澄

摂食嚥下障害と食形態の関係　　　　　　　　　　　　仙田　直之　**52**

軽度から重度の摂食嚥下障害の特徴を述べるとともに，摂食嚥下の5期モデル
に沿って病態に適した食形態の選択方法やゼリー状食品ととろみ状食品の適応
の違いについて述べる．

嚥下調整食　　　　　　　　　　　　　　　　　　　　栢下　　淳ほか　**58**

嚥下調整食は，嚥下しやすくなるという利点がある一方，栄養価が低くなると
いう弱点がある．学会分類2013の活用方法，適切な嚥下調整食提供のための注
意点について解説する．

急性期病院での栄養管理　　　　　　　　　　　　　　上島　順子　**65**

急性期病院ではどの診療科でも摂食嚥下障害患者を認める可能性がある．低栄
養とサルコペニアの高リスク患者を早期に抽出し，多職種で介入することが必
要である．

回復期リハビリテーション病棟での栄養管理　　　　　西岡　心大　**73**

回復期における栄養管理の要点は，栄養評価に基づく必要栄養量や栄養管理法
の決定，低栄養・サルコペニアの改善，安全で美味しい嚥下調整食の提供であ
る．

摂食嚥下障害への訪問栄養指導の実際　　　　　　　　江頭　文江　**80**

病院や施設では，様々な職種がカンファレンスや回診などを通して情報共有で
きるが，在宅医療での情報共有には，工夫とパワーが必要になってくる．

❖キーワードインデックス　前付2
❖ライターズファイル　前付3
❖ピン・ボード　85
❖既刊一覧　89
❖次号予告　90

病院と在宅をつなぐ
脳神経内科の摂食嚥下障害
―病態理解と専門職の視点―

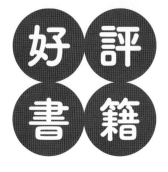

好評書籍

編著 **野﨑 園子**
関西労災病院 神経内科・リハビリテーション科 部長

2018年10月発行　B5判　156頁
定価（本体価格 4,500円＋税）

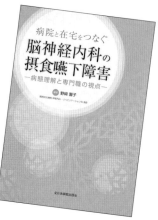

「疾患ごとのわかりやすい病態解説＋13の専門職の視点からの解説」

在宅医療における脳神経内科の患者の摂食嚥下障害への介入が丸わかり！さらに、Q&A形式でより具体的な介入のコツとワザを解説しました。在宅医療に携わるすべての方にお役立ていただける一冊です！

Contents

I. まずおさえておきたい基礎知識
1. 疾患の摂食嚥下・栄養障害の特徴と対策 概論
2. 嚥下機能検査

II. 疾患概要と嚥下障害の特徴と対策
1. 筋萎縮性側索硬化症
2. パーキンソン病
3. 進行性核上性麻痺
4. 多系統萎縮症・脊髄小脳変性症
5. 重症筋無力症
6. ギラン・バレー症候群
7. 筋ジストロフィー
8. 慢性期脳卒中
9. 認知症
10. 呼吸と嚥下障害
11. 経管栄養―胃瘻を中心に―
12. 誤嚥防止術・嚥下機能改善術

III. 専門職からみた在宅支援のポイント ―視点とQ&A―
1. 神経内科医の視点とQ&A
2. リハビリテーション医の視点とQ&A
3. 耳鼻咽喉科医の視点とQ&A
4. 在宅医の視点とQ&A
5. 歯科医師の視点とQ&A
6. 看護師の視点とQ&A
7. 歯科衛生士の視点とQ&A
8. 言語聴覚士の視点とQ&A
9. 理学療法士の視点とQ&A
10. 作業療法士の視点とQ&A
11. 管理栄養士の視点とQ&A
12. 薬剤師の視点とQ&A
13. 保健師の視点とQ&A

 全日本病院出版会
〒113-0033　東京都文京区本郷 3-16-4　Tel:03-5689-5989
www.zenniti.com　　　　　　　　　　　　　Fax:03-5689-8030

特集／摂食嚥下障害患者の食にチームで取り組もう！

摂食嚥下障害のチームアプローチの概念

國枝顕二郎[*1]　藤島一郎[*2]

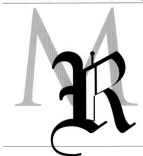

Abstract　摂食嚥下障害のリハビリテーションでは，1日3回の食事を扱うためマンパワーが必要であるが，摂食嚥下訓練，リスク管理，全身管理，内服方法の選択，口腔ケアや歯科治療，家族指導など，多岐にわたるアプローチが必要であり，多職種の連携は不可欠である．リハビリテーションのゴールをチームで共有するためには十分なコミュニケーションをとることに尽きる．ゴールの設定のために摂食嚥下のグレード（能力）とレベル（状況）を区別して評価することは有用である．方針決定に難渋する症例では，背景に倫理的ジレンマが潜んでいる可能性がある．倫理カンファレンスは，結論を出すのではなく問題点を整理して忌憚のない意見を出し合う場であり，診療方針の決定に至るプロセスを重視している．倫理的な視点でのアプローチにより，道が開けることもある．チームアプローチには色々な形があり得るが，実現可能なことを1つずつ解決していくことが成功の鍵である．

Key words　チームアプローチ（team approach），ゴール（goal），カンファレンス（conference），臨床倫理（clinical ethics）

はじめに

現代の医療においてチームアプローチは大切なキーワードである．特に，摂食嚥下障害のリハビリテーションにおいては，チームアプローチが不可欠である（**表1**）．脳卒中ガイドライン2015でも，脳卒中の嚥下障害に対して多職種で連携して包括的な介入を行うことがグレードA（行うよう強く勧められる）で推奨されている[1]．

チームアプローチで重要なことは，明確なゴール設定とそれに対する方針を確立することである．検査の結果やその解釈，訓練法の目的，具体的な手技，リハビリテーションのゴールなど，チームの構成メンバーが十分理解していることが成功の鍵を握る．何をやっているかわからなければ混乱を招くばかりか患者にも不安を与えてしまう．

摂食嚥下障害の治療方針を立てるにあたっては，それぞれの職種の専門性を尊重し，良いものは積極的に方針に取り入れていくという態度が重要であり，各職種が自身の役割に責任を持ち意見を提案していくことが求められる．

なぜチームアプローチが必要か

1. 1日3回の食事

1日3回の食事を扱う摂食嚥下訓練は，マンパワーがなければ成り立たない．初期には医師や言語聴覚士（ST）による1日1回の訓練で始まったとしても，次第に食事回数を増やすにあたっては看護師の協力が必要であるし，摂食介助の段階ではヘルパーやボランティア，家族へと輪を広げていく必要がある．当院では，毎週開催している「嚥下カンファレンス」（**図1**）や毎月開催の「えんげと声

[*1] Kenjiro KUNIEDA，〒430-8511 静岡県浜松市中区和合北1-6-1　社会福祉法人聖隷福祉事業団浜松市リハビリテーション病院リハビリテーション科・えんげと声のセンター，副センター長
[*2] Ichiro FUJISHIMA，同病院，院長・同センター，センター長

表 1. 嚥下チームの主なメンバーと役割

医師	全身管理, リスク管理, 検査, 訓練指示, ゴール・治療方針の最終決定, 病状・治療方針の説明と同意
言語聴覚士	基礎訓練, 摂食訓練, 構音訓練, 高次脳機能評価, 口腔ケア, 家族指導
理学療法士	頚部体幹訓練, 体力向上, 一般運動療法, 呼吸理学療法
作業療法士	上肢機能訓練や使い方, 食器の工夫, 自助具, 失認・失行評価と治療, 姿勢
看護師	バイタルサイン, 症状観察, 吸引など呼吸管理, 薬の投与, 点滴, 経管栄養, 気切カニューレ, 口腔ケア, 摂食介助, 摂食嚥下訓練, 精神的サポート, 家族指導
看護助手	口腔ケア, 摂食介助, 症状観察, 精神的サポート
介護者	口腔ケア, 摂食介助, 症状観察, 精神的サポート
栄養士, 管理栄養士	嚥下食供給, エネルギー・水分など栄養管理, 嚥下食の作り方の指導・紹介
薬剤師	嚥下しやすい薬剤の調整(簡易懸濁など), 薬効の説明
歯科医師	う歯, 歯周病など歯科治療, 義歯の調整など
歯科衛生士	口腔ケア, 口腔衛生管理
放射線技師	嚥下造影
ソーシャルワーカー	環境調整, 社会資源紹介, 関係調整

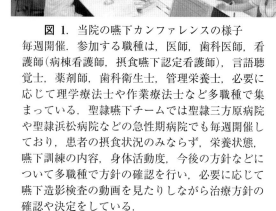

図 1. 当院の嚥下カンファレンスの様子
毎週開催. 参加する職種は, 医師, 歯科医師, 看護師(病棟看護師, 摂食嚥下認定看護師), 言語聴覚士, 薬剤師, 歯科衛生士, 管理栄養士, 必要に応じて理学療法士や作業療法士など多職種で集まっている. 聖隷嚥下チームでは聖隷三方原病院や聖隷浜松病院などの急性期病院でも毎週開催しており, 患者の摂食状況のみならず, 栄養状態, 嚥下訓練の内容, 身体活動度, 今後の方針などについて多職種で方針の確認を行い, 必要に応じて嚥下造影検査の動画を見たりしながら治療方針の確認や決定をしている.

のセンター会議」で, 各病棟で食事介助が必要な患者数などを定期的に確認している. また, **表2**に示すような摂食条件表をベッドサイドなどに貼り出し, 統一したかかわりができるようにしている.

2. リスク管理

摂食嚥下障害には誤嚥や窒息というリスクが常につきまとうため, 医師のリスク管理のもとで嚥下訓練を進めていかなくてはならない. また医師間のチームアプローチも重要である. 誤嚥性肺炎などの治療に際して内科や呼吸器専門医の協力が必要になることもある.

3. 水分や栄養管理・全身管理

水分や栄養の管理は医師が全身状態を考慮しながら行うが, 管理栄養士による栄養や水分の管理, 嚥下食の提供なども欠かせない. 患者の好みの嚥下食を提供することで経口摂取が一気に進む場合もある. 看護師による毎日の摂食状況やバイタルサイン, 体重の把握, 訓練場面での患者の反応や疲労度のチェック, 医師による状況に応じた補助栄養の指示など, チームで情報を共有しながら全身管理を行う必要がある.

4. 摂食嚥下障害以外の障害を伴うことが多い

摂食嚥下障害患者は, 身体機能障害や認知機能障害を伴うことが多い. 理学療法士(PT)や作業療法士(OT)の関与により日常生活能力や全身の運動能力を高めることは, 摂食嚥下障害に対しても良い影響を与える. 誤嚥のリスクが高い患者に呼吸理学療法を行うことで排痰がスムースとなったり, 誤嚥物の喀出を促すことができるなど, たいへん有効である.

5. 検査や手術

嚥下内視鏡検査(VE)や嚥下造影検査(VF)は, 摂食嚥下訓練を進めていくにあたって多くの重要な情報を与えてくれるが, VFは放射線技師の協力が必要であるし, 検査食(模擬食品)の提供には管理栄養士などの存在も欠かせない. リハビリテーション訓練だけでは嚥下機能が回復しない場合には, 耳鼻咽喉科医の協力で手術を行う場合もある. 術前後の密接なチーム医療が成功の鍵を握る.

6. 薬 剤

簡易懸濁法の適応や, ポリファーマシーによる薬剤相互作用などを考えて対処する必要がある.

表 2. 当院の摂食条件表
介助者が変わっても統一したかかわりができるようにしている.

> ■ 年 月 日～
> 摂食/嚥下訓練の方法について　　　　　　　浜松市リハビリテーション病院
> ＿＿＿＿＿＿＿＿＿＿＿殿　担当 Dr：　　　担当 ST：
> 1) 食事形態：開始食・嚥下食Ⅰ・嚥下食Ⅱ・嚥下食Ⅲ
> 　　嚥下移行食・軟菜食・普通食
> 　　（なめらか粥・嚥下粥・全粥・ゼラチン軟飯・米飯）
> 2) 頻度：（　）食/日（朝・昼・夜・時間外）
> 3) 水分：ゼラチンゼリー・アイソトニックゼリー
> 　　　　　とろみつき水分（200cc ＿ g）・とろみなし水分
> 4) 体位：座位・リクライニング（　）度
> 　　　　　枕（　）個使用し，頚部前屈
> 5) 義歯：（摂食時の使用　あり・なし）
> 6) 嚥下食の一口量：（　）g
> 　　スプーンの種類：Ｋスプーン・Ｋプラス・ティースプーン
> 　　（本人持ち・病棟貸出・ST 貸出）
> 7) 摂食方法：交互嚥下（とろみ茶，ゼラチンゼリー）・横向き嚥下
> 　　（右・左）一側嚥下・（　　　　　　）
> 8) 摂食時間：（　）分以内
> 9) 介助（ST・Nrs・ヘルパー・家族）
> ［注意事項］
> ・アイスマッサージ（必要・不要）
> ・内服　□　経口（粉砕・錠剤）⇒（粥/ペースト食・ゼリー・トロミ）
> 　　　　□　経管（NG・胃瘻）⇒簡易懸濁法
> ・食後の体位保持（必要…リクライニング 30°以上　30 分以上保持）
> ＜口腔ケア＞
> ［ □スポンジでケア　　□水分拭き取り（スポンジ or 口腔ガーゼ拭き取り）
> 　 □歯ブラシでケア　　□ブクブクうがい（水で）

表 3. 摂食嚥下障害のグレード

経口摂取なし	1	嚥下困難または不能，嚥下訓練適応なし
	2	基礎嚥下訓練のみの適応あり
	3	厳密な条件下の摂食訓練が可能
経口摂取と代替栄養	4	楽しみとしての摂食が可能
	5	一部(1～2 食)経口摂取が可能
	6	3 食経口摂取プラス補助栄養
経口摂取のみ	7	嚥下食で 3 食とも経口摂取可能
	8	特別に嚥下しにくい食品を除き，3 食経口摂取可能
	9	常食の経口摂食可能，臨床的観察と指導を要する
	10	正常の摂食嚥下能力

表 4. 摂食状況のレベル（Food Intake LEVEL Scale；FILS）

経口摂取なし	1	嚥下訓練を行っていない
	2	食物を用いない嚥下訓練を行っている
	3	ごく少量の食物を用いた嚥下訓練を行っている
経口摂取と代替栄養	4	1 食分未満の(楽しみレベルの)嚥下食を経口摂取しているが代替栄養が主体
	5	1～2 食の嚥下食を経口摂取しているが代替栄養も行っている
	6	3 食の嚥下食経口摂取が主体で，不足分の代替栄養を行っている
経口摂取のみ	7	3 食の嚥下食を経口摂取している
	8	特別食べにくいものを除いて，3 食経口摂取している
	9	食物の制限はなく 3 食を経口摂取している
	10	摂食・嚥下障害に関する問題なし

表 5. 臨床倫理の 4 つの原則

A 自立尊重原則 Autonomy	患者の意思を最大限に尊重しなければならない
B 善行原則 Beneficence	患者の目標に照らし，最も良いことをする
C 無危害原則 Nonmaleficence	患者に可能な限り害を与えない
D 公平原則 Justice	すべての人を公平に扱う

薬剤が口腔や咽頭，食道に残留した場合には局所の炎症や潰瘍を惹起することもある．トロミ剤で口腔内崩壊錠を内服すると，トロミ剤によっては錠剤の崩壊や溶出，薬効の発現に影響を及ぼすものもあるため，内服方法には注意を要する[2]．眠剤や向精神薬，抗痙攣薬などは嚥下に悪影響を及ぼすことも多く，薬剤の減量や嚥下に悪影響を与えない薬剤の選択も検討する．

7．食事条件の指導

設定した摂食条件が自宅などでも守られなければ，誤嚥性肺炎の再発や窒息を招くこととなる．退院した後も，設定した条件で食事を継続するためには家族や訪問スタッフ，施設職員への指導が必要である．吸引やカニューレ管理の指導が必要となる場合もある．指導内容に応じて医師や看護師，ST，管理栄養士などが指導を行う．

チームアプローチに必要なこと

1．ゴールの明確化

ゴールをどこにおくかは施設の状況などによって大きく左右されるが，ゴールをチーム全体で共有できていないと混乱を招くもとになる．聖隷嚥下チームでは，前述した嚥下カンファレンスで，入院患者を中心に治療方針やゴールを毎週確認している．評価ツールとして摂食嚥下障害のグレード（grade，Gr.）（**表 3**）[3]と摂食状況のレベル（Food Intake LEVEL Scale；FILS）（**表 4**）[4]を用いており，グレードとレベルを明確に区別してゴールを確認している．

＜グレードとレベルの違い＞

リハビリテーションでは，「できる」ADL と「している」ADL を区別して使用する．**表 3** のグレードは「できる」，つまり能力を示し，**表 4** のレベル（FILS）は「している」状態を示した基準である．「食べられる」能力を評価するためには VF や VE が必要になるが，実際の臨床現場では常に VF，VE ができるとは限らない．そのため患者が食べている状態をそのまま示す新たな評価（レベル）が必要となる．両者を用いることで，検査ができない施設でも摂食嚥下障害患者の摂食状況を正確に記載して，共通言語で評価やゴールが立てられる．

例えば楽しみとして食べられる能力（グレード 4）を持っているが，実際には何もしていない（レベル 1）といった症例は，レベルのほうがグレードより低いため，QOL が著しく低下した状態であると評価できる．また，嚥下食なら食べられる能力（グレード 7）しかないのに，実際にはムセながら何でも食べてしまっている（レベル 9）症例では，グレード以上のレベルを行っているため，誤嚥性肺炎を発症したり窒息するリスクが大変高い状態である．

チームの中に生まれる臨床倫理の問題

「食べられないなら死んだほうがいい」と，訴える摂食嚥下障害患者に遭遇することがあるが，チームとしてどのように対応したら良いだろうか．

摂食嚥下障害の診療においては，医学的問題だけではなく倫理的問題が多く含まれていることが多い．摂食嚥下障害が医学的に治癒可能な病態の場合には，適切な医学的知識や技術で対応していくことになるが，回復が難しい場合や本人が意思表示できない場合などには，医療スタッフや，患者・家族など関係者の様々な価値観が対立することになる．チームの中でも各職種間に倫理的ジレンマ（葛藤，方針の不一致）が生じることがしばしばあり，「何かすっきりしない」「もやもやしている」と感じるとき，その裏には倫理的な問題が潜んでいることがある[5]．

1．臨床倫理の 4 つの原則

臨床倫理では，これらのジレンマを自立尊重原則，善行原則，無危害原則，公平原則の「4 原則」

(表5)に沿って考え，問題の解決に近づくように努力がなされる．しかし，これらの原則は対立することがある．例えば，医療者が良いと判断した治療法を患者が受け入れない（AとBの対立）場合や，患者はもっと長く入院していたいと希望し，医療者もそれが良いと考えたとしても，現実的にはそれは許されない（A，BとDの対立）などの例を挙げることができる．

2．事実（fact）と価値（value）

医療者にとって最も期待される大切なことは，障害が治癒可能な病態なのか，不可能な病態なのかについて適切な判断をすることである．臨床倫理を考えるうえで，医学的事実（正確な評価と診断，予後予測）（fact）と倫理的価値判断（value）を明確に区別して考えることが重要である[6]．良い倫理的価値判断をするためには，正しい事実認識は必須である．しかし，正確な診断ができる人が，必ずしも良い倫理上の決定をすることができるわけではない．正しい医学的事実を認識している場合であっても，各自の価値観・人生観の違いにより選択する治療方針は異なることがある．様々な考えに十分に耳を傾け，その根拠について考えてみるという姿勢が必要である．例えば，以下のような症例はどうだろうか[7]．

症例：80代，男性．脳梗塞，反復する誤嚥性肺炎

誤嚥性肺炎を反復する80代男性．胃瘻も検討されたが本人は「胃瘻は切腹のようで嫌だ」と言い，妻も本人の希望を尊重した．中心静脈栄養に切り替えたところで本人も少しずつ元気になり，「死んでも良いから食べたい」と切なる訴えが聞かれるようになり，妻からも「本人の希望を尊重して食べさせてあげたい」との申し出があった．当院での嚥下カンファレンスでは「中心静脈栄養管理を継続しながら，家族が持ってきた物は黙認する方針」とした．翌日（X日）にカステラと干し芋を数口食べた際に窒息状態となった．幸い救命できたが，X＋1日「食べられて良かった．次は餅が食べたい」と言い，笑顔もみられた．食べるときの姿

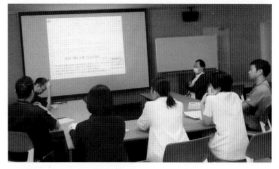

図 2．当院の臨床倫理カンファレンスの一場面
主治医，病棟の看護師，理学療法士，作業療法士，言語聴覚士，ソーシャルワーカーなどが参加．患者や家族が参加するカンファレンスもある．

勢や一口量などを妻や本人に指導し，X＋2日煮物をムセながら摂取，X＋3日誤嚥性肺炎再発，抗生剤治療も行ったがX＋9日に死亡した．

約2週間後に妻が当院に来院し「やっと落ち着きました．最期に少しでも食べられて良かった．ムセたときは怖かったけれど，あんなに嬉しそうな顔を見たのは久しぶりでした．餅を食べたがっていたから，餅を食べさせたかった」と言った．

この症例では，「本人の希望どおり口から食べる自由を制限しないことは良いことである」とする倫理的価値（A 自立尊重原則）と，「肺炎や窒息を予防するために経口摂取を控えることは良いことである」とする倫理的価値（B 善行原則）が対立している．臨床現場のスタッフも，「本人の希望を叶えてあげたい」「摂食を黙認して良いのか」「しかし，法的に問題になることは避けたい」といった様々なジレンマを抱えている．

このように，誤嚥や窒息などのリスクから患者の期待に応えられないという場面にしばしば遭遇するが，対処が難しい症例や治療方針に意見が分かれる場合に，倫理の視点で考えると道が開けることもある．

3．臨床倫理カンファレンス

当院では，少しでも良い解決策を探るために摂食嚥下障害の対応に難渋する症例などを中心に臨床倫理カンファレンスを開催し（図2），倫理的問題点のある症例について，チームや場合によっては患者・家族を含めて話し合う場を持っている．4分割表（表6）を用いたカンファレンスは，結論を

表 6. 4分割表

1，医学的適応（善行と無危害原則） 診断と予後 治療目標 治療・看護で得られる利益とリスク	2，患者の意向（自立尊重原則） 患者の判断能力はあるか？ インフォームドコンセントは十分か？ 事前の意思表示（リビングウィル） 代理判断が必要か？　誰が行うか？
3，QOL（善行・無危害・自立尊重原則） QOLs：身体，心理，社会的側面から偏見： agism, dementism などはないか？ 何が患者にとって最善か？	4，周囲の状況（公平原則） 家族など他者との利益相反はないか？ 経済的側面，公共の利益 法律，慣習 施設の方針，診療形態

（文献8より）

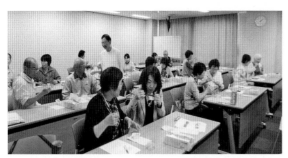

図 3．食事介助ボランティア養成講座の一場面

出すのではなく問題点を整理して忌憚のない意見を出し合う場であり，診療方針の決定に至るプロセスを重視している[8)9)]．

チームアプローチの成功の鍵

1．責任者の理解とコミュニケーション

病院や施設でチームでの活動を開始するときには，治療に伴う効果やリスクなど含め施設の責任者（院長や事務長など）の理解を得ておくことは重要である．そのうえで組織全体にチームの存在をアピールするといった手順を踏んでいくと賛同者も現れてくる．チームアプローチの成功の鍵はコミュニケーションを十分にとることに尽きるが，その基礎として重要なのは知識の普及である．勉強会などを開催してチーム全体のレベルを上げる必要がある．

2．当院の取り組み

1）浜リハえんげサポーター

当院では，院内スタッフ（地域の医療介護スタッフの参加も可）を対象に院内全体の摂食嚥下リハビリテーションの質の向上を目的として，2012年より院内認定教育講座「浜リハえんげサポーター養成講座」を開講している．当院の看護師や看護助手をはじめ，PT，OT，管理栄養士，薬剤師，歯科衛生士，医療ソーシャルワーカー（MSW），事務職員など幅広く全職員を対象に年7回の講義や実習を行っている．

2）浜松摂食嚥下懇話会

2か月に1回の頻度で継続的に開催しており，地域の医療介護スタッフ100～150名程を対象に講義や実技指導を行っている．摂食嚥下に関する知識や技術に関して地域全体の底上げをはかっている．

3）食事介助ボランティア養成講座

地域のボランティア活動に参加している60～75歳の市民を公募して，全5回の食事介助ボランティア養成講座を開催している．ボランティアも当院のスタッフとともに，病棟で嚥下おでこ体操などの嚥下訓練や口腔ケア，摂食介助などを行っている（図3）．

おわりに

チームアプローチは施設や地域の状況に応じた色々な形があり得るが，総合病院などスタッフに恵まれた環境であっても，チームアプローチは容易でないこともしばしばある．聖隷嚥下チームでも現在の体制が整うまで何年も要しているが，現在でも課題は様々である．チームで焦らずできることから手を付けていくことが肝要である．

文　献

1）日本脳卒中学会，脳卒中ガイドライン委員会：脳

卒中治療ガイドライン 2015, pp. 307-309, 共和企画, 2015.

2) 富田　隆ほか：とろみ調整食品が速崩壊性錠剤の崩壊, 溶出, 薬効に及ぼす影響. 薬誌, **138**：353-356, 2018.

3) 聖隷嚥下チーム：嚥下障害ポケットマニュアル第4版, p. 300, 医歯薬出版, 2018.

4) Kunieda K, et al：Reliability and Validity of a Tool to Measure the Severity of Dysphagia： The Food Intake LEVEL Scale. *J Pain Symptom Manage*, **46**：201-206, 2013.

5) 藤島一郎：リハビリテーションにおける倫理. 臨床倫理, **6**：84-88, 2018.

6) 藤島一郎：摂食嚥下障害における倫理の問題. *Jpn J Rehabil Med*, **53**：785-793, 2016.

7) 箕岡真子ほか：摂食嚥下障害の倫理. pp. 89-108, ワールドプランニング, 2014.

8) 聖隷嚥下チーム：嚥下障害ポケットマニュアル第4版, pp. 287-294, 医歯薬出版, 2018,

9) 藤島一郎：倫理カンファレンス. リハビリナース, **11**(1)：51-53, 2019.

Monthly Book MEDICAL REHABILITATION

No. 223　2018年6月増刊号

好評増刊号

次のリハビリテーションに活きる！私の脳疾患評価

編集企画／石合純夫（札幌医科大学教授）

198頁　定価（本体価格 4,980 円＋税）

専門診療科との対話をスムースにする！を目標に，脳疾患リハビリテーションに必須の評価法に関する知識をこの一冊でアップデート！

目　次

I．原疾患の治療にあたる診療科からのメッセージ

リハビリテーション科医に知っておいてほしい脳神経外科的評価法
―脳神経外科治療とリハビリテーション―
……………………………秋山　幸功

リハビリテーション科医に知っておいてほしい神経内科学的評価法……櫻井　靖久

リハビリテーション科医に知っておいてほしい精神医学的評価法……是木　明宏ほか

リハビリテーション科医に知っておいてほしい小児脳疾患評価法……栗原　まな

II．脳機能を見る／診る

MRI の撮像条件と適応…………栂尾　理
脳機能画像………………………三原　雅史
電気生理学的検査法等…………臼井　桂子ほか
高次脳機能障害と神経心理学的検査法
……………………………石合　純夫

III．疾患別：評価と画像診断

脳血管障害―運動・感覚症状………影近　謙治ほか
脳血管障害―失語症………………松田　実
脳血管障害―無視症候群…………前島伸一郎ほか
脳腫瘍………………………………藤井　正純
てんかん……………………………江夏　怜ほか
外傷性脳損傷………………………深津　玲子
正常圧水頭症………………………成田　渉ほか
パーキンソン病―運動障害が
　前景にみられる疾患群………志村　秀樹ほか
認知症関連疾患
　―変性疾患と血管性認知症………佐藤　正之
脳性麻痺……………………………近藤　和泉ほか
炎症性ならびに脱髄疾患…………大石真莉子ほか
せん妄と器質性脳損傷に伴う精神症状
……………………………………木村　真人
記憶障害をきたす様々な病態………是木　明宏ほか

（株）全日本病院出版会

各誌目次がご覧いただけます！
www.zenniti.com

〒113-0033　東京都文京区本郷 3-16-4　　電話(03)5689-5989　　FAX(03)5689-8030

特集／摂食嚥下障害患者の食にチームで取り組もう！

摂食嚥下障害ケア（医師）

青木志郎*

Abstract 脳血管障害患者は急性期より高率に摂食嚥下障害を有し，その中の多くの患者が誤嚥性肺炎を発症することが知られているが，現段階で急性期脳卒中患者に対する有効な肺炎予防策は確立されていない．今回我々は9職種30名からなる多職種合同摂食嚥下チームを結成し，急性期脳卒中患者に対するチームアプローチの有無による肺炎発症率の違いについて検討を行った．その結果，入院時の重症度（ハザード比：1.11, 95%信頼区間：1.08〜1.14, p＜0.0001）と多職種合同摂食嚥下チームの結成（ハザード比：0.41, 95%信頼区間：0.19〜0.84, p＝0.02）が肺炎発症に関連する有意な因子として抽出され，多職種合同摂食嚥下チームの結成が急性期脳卒中患者の肺炎発症予防に有効であることが示された．多職種合同チームによる積極的な取り組みは医療の質の向上につながると考えられるため，今後他疾患や他領域にもこれらの取り組みが広がっていくことを期待したい．

Key words 多職種合同摂食嚥下チーム（multidisciplinary swallowing team），誤嚥性肺炎（aspiration pneumonia），チームカンファレンス（team conference）

はじめに

近年本邦において肺炎による死亡率が大きく上昇しており，その対策が急務である．肺炎を引き起こす要因として摂食嚥下障害による誤嚥が，高齢者において高い割合を占めるとされている[1)2)]．高齢者の摂食嚥下障害の原因としては，加齢そのものによる嚥下機能の低下もあると考えられるが，脳血管障害やパーキンソン病などの神経疾患の存在も見逃すことはできない．特に，脳血管障害患者は急性期より高率に摂食嚥下障害を有し，その中の多くの患者が誤嚥性肺炎を発症することが，これまでの多くの研究において報告されている[3)〜5)]．誤嚥性肺炎の発症は入院期間の延長や患者の予後不良にも大きく関与するため，肺炎を予防するための早期介入は非常に重要であるが，現段階で急性期脳卒中患者に対する有効な肺炎予防策は確立されていないのが現状である．

一方，臨床現場における多職種合同メンバーによるチーム医療の実践が，医療の質を高め患者の転帰を改善させ得ることが，以前より様々な施設にて報告されてきている[6)]．ただ残念ながら実際の臨床現場では，個々の職種間での情報伝達やディスカッションの機会は比較的多いものの，多職種が合同で1つの症例や1つの疾患に対して定期的にカンファレンスを開催し，同じ目標に向かって医療を進めていく時間を取りにくいのが現状である．そのような背景の中で，我々は摂食嚥下障害の分野こそが多職種の力を結集してチーム医療の力を最大限に発揮できるのではないかと考え，多職種合同摂食嚥下チームを結成し活動を行っている．本稿では，特に急性期脳卒中患者に対するチームアプローチにより肺炎発症予防にどの程度の効果が認められたかについて概説する．

---

* Shirou AOKI, 〒734-8551 広島県広島市南区霞1-2-3 広島大学大学院医歯薬保健学研究科脳神経内科学,助教

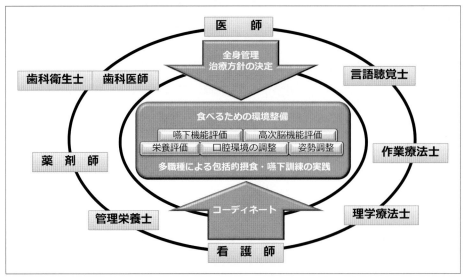

図 1. 当院の多職種合同摂食嚥下チーム
9 職種約 30 名のメンバーで構成されている.

多職種合同摂食嚥下チームの結成

当院は急性期治療を中心に行う大学病院であり,脳卒中を含む脳神経疾患は脳専門病棟にて入院加療を行っている.もともと当院には多職種合同の摂食嚥下チームは存在していなかったが,脳神経疾患患者に嚥下障害を合併している割合が高く,肺炎予防や適切な栄養管理のために集中的な取り組みが必要と考えられ,2011 年 4 月に脳専門病棟において多職種合同摂食嚥下チームが結成された.チームは医師,歯科医師,看護師,理学療法士,作業療法士,言語聴覚士,管理栄養士,薬剤師,歯科衛生士の 9 職種約 30 名のメンバーで構成され,定期的にカンファレンスを開催し,それぞれの職種が有する嚥下障害患者の情報を共有し,多職種による包括的な摂食嚥下訓練を行うことを目標としている(図1).今回チーム結成による具体的な効果を評価することを目的として,特に肺炎発症率の高い急性期脳卒中患者の,チーム結成前後での肺炎発症率の違いについて検討を行った[7].

多職種合同摂食嚥下チーム結成前後での脳卒中急性期における肺炎発症率の比較

多職種合同摂食嚥下チーム結成前の 2 年間(2009〜10 年)と結成後の 3 年間(2011〜13 年)に,当院脳神経病棟に入院した急性期脳卒中患者のカルテを後ろ向きに検討し,それぞれの群の患者の背景や臨床所見,肺炎の発症率,肺炎発症に影響する因子などについて統計学的解析を行った.結成前の患者数は 132 名,結成後の患者数は 173 名で,年齢,性別,既往歴,入院時重症度,脳卒中病型などの背景因子は両群間で有意な差は認めなかった(表1).入院中に 38.0℃ 以上の発熱を認めた症例は結成前は 22.0%,結成後は 20.8% で有意な差は認めなかったが,血液検査にて白血球の上昇($\geq 10,000/\mu l$)を認めた症例は結成前 28.8%,結成後 18.5%,CRP の上昇($\geq 2.0\ mg/dl$)を認めた症例は結成前 37.9%,結成後 25.4% でいずれも結成後のほうが有意に少なかった.入院中の肺炎発症率は,結成前が 15.9%,結成後が 6.9% で,結成後に有意に発症率の低下を認めた($p=0.01$).Cox ハザードモデルを用いて肺炎発症に関連する因子について多変量解析を行ったところ,入院時の重症度(ハザード比:1.11, 95% 信頼区間:1.08〜1.14, $p<0.0001$)と多職種合同摂食嚥下チームの結成(ハザード比:0.41, 95% 信頼区間:0.19〜0.84, $p=0.02$)が有意な因子として抽出され,多職種合同摂食嚥下チームの結成が急性期脳卒中患者の肺炎発症予防に有効であることが示された(図2).

表 1. チーム結成前後での背景因子の比較

	チーム結成前 (n=132)	チーム結成後 (n=173)	p-value
年齢(mean±SD, years)	70.0±12.2	70.1±11.5	0.91
性別(female, n(%))	46(34.9%)	63(36.4%)	0.78
既往歴			
高血圧	88(66.7%)	130(75.1%)	0.11
糖尿病	51(38.6%)	51(29.5%)	0.09
脂質異常症	45(34.1%)	72(41.6%)	0.18
脳卒中	32(24.2%)	41(23.7%)	0.91
入院時 NIHSS	5 [2〜13]	5 [2〜14]	0.60
脳卒中病型			0.62
ラクナ梗塞	12(9.1%)	18(10.4%)	
アテローム血栓性脳梗塞	22(16.6%)	25(14.5%)	
心原性脳塞栓症	41(31.1%)	51(29.5%)	
その他の脳梗塞	29(22.0%)	36(20.8%)	
脳出血	28(21.2%)	43(24.8%)	

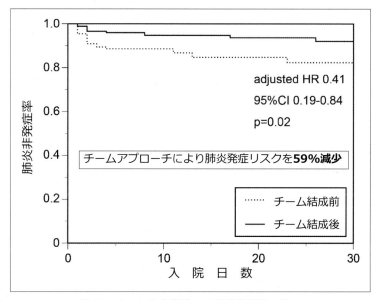

図 2. チーム結成前後での肺炎発症率の違い

多職種合同摂食嚥下チームの結成が肺炎発症を減少させた要因

　今回の検討において，多職種合同摂食嚥下チームの介入が急性期脳卒中患者における肺炎発症予防に効果的であることが明らかとなった．その理由としては複数の要因が挙げられる．1つ目は，チーム結成により歯科医師および歯科衛生士による専門的口腔ケアを受ける患者の割合が，結成前の12.9%より結成後の51.7%まで飛躍的に向上したことである．非脳卒中高齢者を対象としたいくつかの先行研究で専門的口腔ケアの実施が肺炎発症率を減少させたことが示されており[8)9)]，今回の結果を支持するものといえよう．2つ目は，videoendoscopic examination of swallowing(VE)またはvideofluoroscopic examination of swallowing(VF)の実施率が結成前の12.1%より結成後の26.0%に有意に上昇したことである．より正確に

嚥下機能を評価することが誤嚥性肺炎の発症予防につながったと考えられる．3つ目の要因として，患者の全身状態や神経学的予後などの情報を管理栄養士が正確に把握できることにより，より適切な嚥下食や栄養補助食品の提供が可能になったことも挙げられる．低栄養が脳卒中患者の合併症（肺炎を含む）発症の独立した因子であることが過去に報告されており[10]，今回の我々の取り組みによる栄養状態の改善が患者の免疫力を向上させ，肺炎発症予防に寄与した可能性がある．4つ目は，理学療法士および作業療法士による，食事の際の患者の適切な姿勢保持の徹底である．嚥下の際の適切な姿勢保持は誤嚥予防に極めて重要であり，チーム結成をきっかけに全患者に対して適切な姿勢保持を取らせる意識が高まったことも肺炎発症予防に貢献したと思われる．このように多職種の積極的な介入により様々な部分が改善され結果的に肺炎発症率を減少させることができたと考えられるが，最も重要なことは他の職種が有している有益な情報を主治医を含めたチームスタッフ全員が顔を合わせて共有することにより，摂食嚥下を含めた症例に対する意識の向上が引き出されたことであろう．チームの結成は肺炎発症予防のみならず，医療全体の質の向上に貢献し得ると確信している．

摂食嚥下カンファレンスにおける情報共有のポイント

まず主治医がその段階での正確な病状，予測される神経学的予後，起こり得る合併症などについてすべての職種にわかりやすく伝えることが重要であると考える．その情報を土台にして，それぞれの職種が有する摂食嚥下に関する情報を共有していくこととなる．看護師は最も患者のベッドサイドにいる時間が長く，他の職種が気付かないような情報（家族背景や社会的背景など含めて）の共有が有用である．歯科医師・歯科衛生士・言語聴覚士は，特に口腔内の環境（歯周病や齲歯の程度，残歯数，舌圧など）や，より専門的な嚥下評価の情報，管理栄養士は栄養状態を改善させるための栄養補助食品や誤嚥リスクの低い嚥下食についての情報，理学療法士・作業療法士は普段のリハビリテーションの情報に基づく現状の ADL，および回復の予測などの情報，薬剤師は嚥下しやすい薬剤や嚥下障害を改善あるいは悪化させ得る薬剤の情報をカンファレンスで明らかにし，これらの情報を全職種が把握しておくことがチーム力の向上につながる．

おわりに

急性期脳卒中患者に対する多職種合同摂食嚥下チームの介入による肺炎発症予防への有用性について概説した．今回は急性期脳卒中に疾患を絞って検討を行ったが，どの疾患であろうとも多職種合同チームによる積極的な取り組みは医療の質の向上につながると考えられるため，今後他疾患や他領域にもこれらの取り組みが広がっていくことを期待したい．

文　献

1) Johnston KC, et al：Medical and neurological complications of ischemic stroke：experience from the RANTTAS Trial. *Stroke*, 29：447-453, 1998.

2) Langhorne P, et al：Medical complications after stroke：a multicenter study. *Stroke*, 31：1223-1229, 1998.

3) Martino R, et al：Dysphagia After Stroke：Incidence, Diagnosis, and Pulmonary Complications. *Stroke*, 36：2756-2763, 2005.
　Summary 脳卒中急性期に合併する嚥下障害はスクリーニング検査では 37〜45%，臨床検査を用いると 51〜55%，嚥下造影を用いると 64〜78% に認めることを明らかにした．

4) Mann G, et al：Swallowing function after stroke：prognosis and prognostic factors at 6 months. *Stroke*, 30：744-748, 1999.
　Summary 嚥下造影にて脳卒中急性期患者の 22% に誤嚥を認め，6 か月後には 87% は経口摂取可能となるが，誤嚥が残存している場合が多く誤嚥性肺炎発症に注意が必要である．

5) Sellars C, et al：Risk factors for chest infection in acute stroke：a prospective cohort study. *Stroke*, **38**：2284-2291, 2007.

6) Middleton S, et al：Implementation of evidence-based treatment protocols to manage fever, hyperglycaemia, and swallowing dysfunction in acute stroke(QASC)：a cluster randomised controlled trial. *Lancet*, **378**：1699-1706, 2011.
Summary SCU にて脳卒中急性期患者に対して多職種で発熱，高血糖，嚥下機能に対するエビデンスに基づいたケアを行った結果，患者の転帰が改善した．

7) Aoki S, et al：The Multidisciplinary Swallowing Team Approach Decreases Pneumonia Onset in Acute Stroke Patients. *PLoS One*, **11**(5)：e0154608, 2016.

8) Yoshino A, et al：Daily oral care and risk factors for pneumonia among elderly nursing home patients. *JAMA*, **286**：2235-2236, 2001.

9) Yoneyama T, et al：Oral care reduces pneumonia in older patients in nursing homes. *J Am Geriatr Soc*, **50**：430-433, 2002.

10) Yoo SH, et al：Undernutrition as a predictor of poor clinical outcomes in acute ischemic stroke patients. *Arch Neurol*, **65**：39-43, 2008.

特集／摂食嚥下障害患者の食にチームで取り組もう！

摂食嚥下障害ケア(歯科医師)

吉川峰加*

Abstract 摂食嚥下障害の患者では，口腔の器質的・機能的問題がしばしば誤嚥や窒息を招くといわれる[1]．口腔機能は多岐にわたり(図1)，歯科では，咀嚼や咬合といった機能を評価・リハビリテーションする場合もあれば，押しつぶしや口腔から咽頭への送り込みといった舌を中心とする機能にも対応しなければならない．誤嚥性肺炎予防に口腔ケアが不可欠であることは周知の事実であり，多職種が連携する口腔ケアを専門的観点からアドバイスし，口腔ケアがしやすいよう適切に口腔内環境を整え，それを維持できるようサポートすることも重要である．
　口腔準備期や口腔期の障害に関する情報は，咽頭期や食道期と比べて，容易に得られる場合も多いことから，患者のみならず家族や医療スタッフからも相談してもらえやすい．

Key words 口腔準備期(oral preparation stage)，口腔期(oral stage)，義歯(denture)，舌圧(tongue pressure)，舌接触補助床(palatal augmentation prosthesis；PAP)

はじめに

歯科専門職が摂食嚥下障害患者の食事について，他職種や患者・家族から相談を受ける場合，「入れ歯が合っていない」「形のある食事へレベルアップしたいが，咬めるだろうか」といった口腔準備期や口腔期に関するものが多い．すなわち，咬合不和，義歯の不適合，口腔内残留，口腔から咽頭への送り込み不良などの問題である．

急性期において食形態を決定する際，日本摂食嚥下リハビリテーション学会の嚥下調整食分類2013(学会分類2013)[2]を利用することが多い．開始食が決定し，直接・間接訓練を併行しながら徐々に食形態が上がると，例えば主食をお粥にするか軟飯にするか，おかずを軟菜刻みにするか一口大にするかなどの選択を行う際，口腔機能へ目を向けることが多くなる．このレベルでは，誤嚥

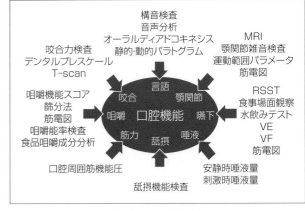

図 1. 口腔機能の多様性

のリスクは軽減してきているものの，本人の摂食嚥下機能を鑑みながら食形態を決定しなければ，口への取り込み困難や窒息，誤嚥リスクの上昇につながってしまうため，十分な配慮が必要となる．

* Mineka YOSHIKAWA, 〒734-8553 広島県広島市南区霞1-2-3　広島大学大学院医歯薬保健学研究科先端歯科補綴学，准教授

今回は特に口腔準備期と口腔期における障害
を，器質的ならびに機能的障害に分け，話を進め
る．

器質的障害

1．歯や義歯に問題はないか？

形のある食物を摂取する段階になると，咬合や
咀嚼の機能を考慮するようになり，患者の歯が
残っているのか(残存歯)，義歯がきちんと適合し
ているのか，残存歯や義歯で咬み合うところ(咬
合接触)があるのかなどを確認する必要がある．

その他の問題として，嚥下関連筋群の外傷・炎
症や顎関節症による開口障害，頭頸部がんの手術
による嚥下関連筋の切除や再建，う蝕や歯周疾患
による歯の欠損も咀嚼困難へつながる．

連携ポイント：ぜひ患者の外観のみならず，口の
中も覗いてほしい．

2．なぜそんなに義歯は合わないのか？

義歯は全部床義歯と部分床義歯に大別される．
全部床義歯は総義歯ともいわれ，顎堤に義歯床が
唾液を介して，まるでお風呂などで使用されるシ
リコン吸盤のようなメカニズムで装着している．
したがって，適合性は顎堤の形態変化，体重の増
減，口渇，咬合のアンバランスといった患者の状
態に大きく依存する．長期に義歯を装着しないと
顎堤形態や舌房は変化し，口唇や頬の粘膜も萎縮
や過緊張になることで，装着しにくくなり，おさ
まりが悪くなってくる．

部分床義歯の場合では，留め金(クラスプ)のか
かる歯の形態変化(う蝕，被せものの脱離など)，
残存歯の位置移動や動揺，クラスプの破損などに
よっても適合不良となる．ぜひかかりつけの歯科
へご相談いただきたい．

連携ポイント：義歯の適合のみならず，義歯の脱
着・残存歯や義歯の洗浄など，患者自身が口腔管
理をどのレベルまで可能か確認してほしい．

3．もう義歯をはめなくても良いですか？

全身状態の悪化や，認知面の進行に伴い義歯の
作製[3]や装着が難しくなってくる場合もある．本
人が装着を拒否する場合もあれば，患者を取り巻
く様々な要因により装着のサポートを得るのが困
難になることもある．

義歯を装着する利点として，装着に伴い咬合が
安定することで，下顎が固定される．したがって
下顎に付着する舌運動も安定し[4]，早期咽頭流入
を回避できる可能性もあることから[5]，食物や唾
液を安定して咽頭へ送れることが明らかになって
いる．また，自分の歯や義歯で咬合を安定させる
ことで，姿勢の安定もはかれることが示されてお
り[6]，定期的な歯科受診をしてもらいながら，義
歯を装着可能なところまでは装着してもらいた
い．たとえ経管栄養の患者であっても，日常で唾
液を嚥下する必要がある．咀嚼・嚥下機能のみな
らず，コミュニケーションや審美面などを鑑みた
ときに，義歯を装着することはヒトとしての尊厳
にも大いにかかわる．

連携ポイント：認知症患者では，自ら義歯を外
す・隠すなどの場合，痛みや不具合で義歯に問題
があることもある．清掃などの自己管理は困難な
ものの，義歯使用自体は可能な方もいるので，歯
科へ相談してほしい．

機能的障害

1．取り込みに問題はないか？

液体の場合は特に口唇閉鎖が，固形物では前歯
部がその役割を担う．口唇閉鎖は顔面神経麻痺，
特に末梢性でも中枢性でも障害される．また，舌
口蓋閉鎖が不完全であると嚥下動作が起こる前
に，食塊が咽頭方向へ進入してしまう．

連携ポイント：食べこぼしや流涎，頬ふくらまし
の困難，構音(特に/pa/の発音)障害などがないか
確認してほしい．

2．舌運動の不良

舌は重要な役割を担い，食塊形成時にも咀嚼に
より粉砕された食物と唾液をうまく混合し，形成
した食塊を舌背部へ乗せる必要がある．舌中央は
陥没し，前縁や外側は口蓋や歯に接触して食塊が
こぼれないように舌軟口蓋閉鎖し，食塊を口腔内

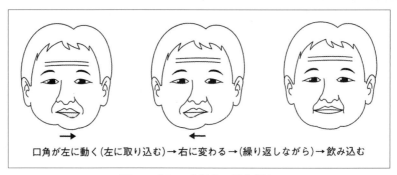

図 2. 咀しゃく運動の外的観察

に保持する.

　半固形物になると，咀嚼というよりは舌と硬口蓋による押しつぶしが行われる場合が多くなる．さらに固形物になると，適当な大きさに前歯が咬み切るようになる．その後，舌が唾液と混和しながら，前歯から臼歯方向へ，また左右に舌が食物を動かしながら，食塊形成を行っていく．いわゆるプロセスモデルにおける第一トランスポートとプロセシングの過程である．咀嚼をスムースに行い，頬や舌の粘膜を咬んで傷つけないよう，口腔内の情報は正確に中枢へ伝達される必要があり，口腔内の感覚神経の働きも大変重要となる.

　舌の評価法として，舌の運動可動域に加え，舌圧測定やオーラルディアドコキネシスが挙げられるが，指示理解の困難な者においては，飴を舐める能力（舐摂機能）として舌の巧緻性を客観的に評価し[7]，リハビリテーションとして応用できることも報告されている[8].

　舌運動が不良であると，舌の上に液体や，舌で押しつぶしたり咀嚼した固形物をうまく乗せられず，口腔内に残渣を認めるようになることから，嚥下後に口腔内診査を行うなど注意深く観察する必要がある．

連携ポイント：口腔内残留のほか，構音障害，唾液貯留による開口時の流涎，食事時間の延長，舌苔の多量付着などの症状を認めることも多い.

3．咀嚼できるのか，舌での押しつぶしのままか？

　咬んでいるのか，舌でつぶしているのかよくわからないと相談を受ける．このレベルになると，咽頭での障害よりも咀嚼や食塊形成など口腔に問題があると考えられ，ゼリーやペーストといった物性を舌で押しつぶす食品から，弱い力で咬むこ

とのできる食品へ形態変更していく段階となる．その際，様々な口腔機能が協調し，うまく摂食嚥下できるか否かを観察することが必要となる.

　舌で押しつぶす場合には，両側の口角周囲はほぼ同じタイミングで引かれることが多いが，咀嚼になると咀嚼する側へ下顎が偏位することから，口角もそれに合わせて咀嚼する側へ引っ張られるような運動を認める（図2）．このような運動がみられる場合は，おそらく弱い力で咬むことのできる食品レベルまで摂取が可能であろう.

　農林水産省が提唱するスマイルケア食[9]において歯ぐきでつぶせる食品というレベルが示されており，そのレベルであると食品自体が患者にとって硬すぎて咬み切れない場合，口から吐き出したりする場面もみられる．下顎が単純に上下に動き，左右への動きが認められない場合は，舌でつぶせる食品レベルにとどまることも多い.

　菊谷は，加齢や脳血管疾患・神経筋疾患などによって引き起こされる，咀嚼器官の運動障害による咀嚼障害を運動障害性咀嚼障害と表現し，咀嚼開始時にみられる舌の動きが，試験食品（さきいかなど，容易に破断されることは困難で，かつある程度の長さを持った検査食）を口腔内へ入れたときに，瞬時のうちに咀嚼側に検査食を移動させる動きを観察することで，咀嚼の可能性を評価する方法を示している[10].

連携ポイント：摂食中の下顎の動きを確認してみてもらいたい.

4．咬む能力はどのくらいか？

　残存歯や義歯で咬み合う部分があれば，食品を粉砕する能力としての咬合力や，食品を咬み砕き唾液と混和する機能である咀嚼力も考える必要が

ある．この場合，唾液の量や性状もその能力に影響を及ぼす．

Tagashiraらは，米菓を用いて摂食嚥下障害患者における咀嚼能力を評価する方法を報告している[11]．加えて，咬合力検査や咀嚼能力検査のほか，口腔湿潤度検査や唾液量検査も咬む能力を評価するのに有用である[12]．

連携ポイント：咀嚼できそうであれば，赤ちゃんせんべいなど，比較的咬む力を必要としない食品で少しずつ咀嚼能力を評価してみても良いだろう．

5．口からのどへ送り込む能力はどうか？

口腔期が始まると，舌は波状に前方から後方へ口蓋と接触しながら動き，食塊は後方へ送られる．この動作と前後して，軟口蓋は挙上を開始し，奥舌が下がり，舌根がやや前方へ移動すると，食塊は咽頭方向へ流れ込み始める．軟口蓋はこのまま挙上し，鼻咽腔閉鎖を行う．

嚥下後の口腔内診査で，口蓋へ食物が付着している場合，舌圧が低い可能性も考えられる．食品の破砕は可能であるのに，それを食塊形成し，咽頭方向へ送り込む際，問題が生じているのである．この能力を評価するには，舌圧測定や，巧緻性も加味するとディアドコキネシス（/pa/や/ka/など）も有力な情報となり得る．

歯科的対応として，舌機能低下に対し，舌接触補助床（palatal augmentation prosthesis；PAP）が挙げられる[13]．PAPは食塊の形成や送り込みを改善するのに有用である．舌と口蓋の接触が得られず，口からのどへの陽圧をうまくつくることのできない患者がPAPを装着すると，口蓋の高さが擬似的に下顎の方向へ下がり，舌が接触しやすくなる．歯科医師，言語聴覚士や歯科衛生士などの専門職へぜひ相談していただきたい．

連携ポイント：口腔がん術後患者のみならず，高口蓋の患者[14]，舌萎縮している患者にもPAPは有用である．

口腔ケア

超高齢社会の我が国において問題となっている

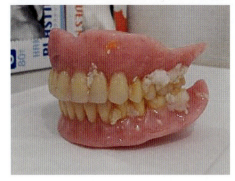

図3．義歯へ付着した食物残渣

マンパワー不足であるが，この口腔ケアに関しても今後さらなる影響が出るだろう．例えば，要介護高齢者に対する口腔清掃介助の必要性として，ADL，口腔清掃の自発性，口腔清掃拒否の各因子の関連が示されている[15]．口腔への関心が高まる昨今，残存歯数・被せもの・義歯の数が増加するのみならず，インプラントも今後さらに増加するであろう[16]．多職種でより一層連携し，患者の残存能力を活かしながら，効率的に口腔ケアへ取り組む工夫を考えていかなければならない．

実践例

80代，女性．アルツハイマー型認知症，脳卒中後遺症，糖尿病，要介護度5

療養型医療施設にてベッド上で過ごしていた．中等度の認知レベルで，一回毎のコミュニケーションは可能であった．

臨床症状

・上下総義歯を装着中で，特に上顎の総義歯が外れやすい．

・自力摂取しており，食べこぼしや左側の頬側（図3）や舌上に口腔内残渣を認める．

・食事時のムセ・湿性嗄声・発熱などの誤嚥が予測される症状は認めず，構音も問題ない．

対 応

・各種スクリーニングを実施し，特に口腔準備期・口腔期に問題があることが明らかとなった．患者の全身状態などによりVF・VEを実施できなかった．

・歯肉形態の変化に伴い，義歯が緩くなっており，義歯内面を修正し，義歯が外れないように

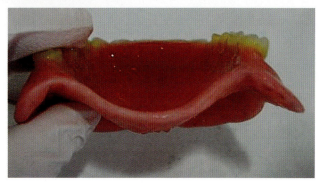
図 4. PAP の付与

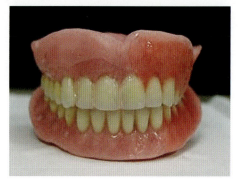
図 5. 義歯床辺縁形態の修正

した．
・舌圧測定より，嚥下調整食を摂取するレベルである 20 kPa を下回る 16.0 kPa であったため，上顎総義歯の口蓋部へ PAP を付与した（図 4）．加えて，上下総義歯の頬側レジン床へ食渣が顕著に付着（図 3）していたため，同部の床形態を修正することで（義歯の歯肉部分に厚みを増加，図 5），食渣をクリアできるようにした．
・食べこぼしの原因は，口腔周囲筋の筋力低下に加えて，患者の上肢の可動域と食事のセッティング位置の不具合であったため，嚥下間接訓練を行うとともに，食事環境を整え，自力摂取しやすい状態へ変更した．

まとめ

摂食嚥下リハビリテーションにおける歯科の役割は，基本的に口腔機能の維持・改善を通じて患者の生活を支え，生命を守っていくことといえよう．

従来，歯科はう蝕や歯周病による歯の喪失の予防や，喪失した後の保存・補綴治療で器質的な問題のみに対応してきた．しかしながら，超高齢社会の我が国では，機能的な問題にも柔軟に対応し，多職種連携・チーム医療へより積極的に加わっていかねばならない．

文 献

1) Feinberg MJ：Radiographic techniques and interpretation of abnormal swallowing in adult and elderly patients. *Dysphagia*, **8**(4), 35603589, 1993.
2) 日本摂食・嚥下リハビリテーション学会医療検討委員会嚥下調整食特別委員会：日本摂食・嚥下リハビリテーション学会嚥下調整食分類 2013. 日摂食嚥下リハ会誌, **17**：255-267, 2013.
3) Taji T, et al：Influenze of mental status on removable prosthesis compliance in institutionalized elderly persons. *Int J Prosthodont*, **18**(2)：146-149, 2005.
4) Yoshikawa M, et al：Effect on tooth loss and denture wear on tongue tip motion in dentulous and edentulous older people. *J Oral Rehabil*, **35**：882-888, 2008.
   Summary 80 歳以上の上下無歯顎の者では，義歯を装着していない場合，義歯を装着している場合やすべて自分の歯を有する者（8020 高齢者）と比較して，液体を嚥下する際に舌運動が不安定になることを明らかにした．
5) Yoshikawa M, et al：Influence of aging and denture use on liquid swallowing in healthy dentulous and edentulous older people. *J Am Geriator Soc*, **54**：444-449, 2006.
   Summary 80 歳以上の高齢者において，上下無歯顎の者で義歯を装着していない場合，すべて自分の歯を有する者（8020 高齢者）と比較して，液体を嚥下する際，有意に早期咽頭流入することを明らかにした．
6) Yoshida M, et al：Functional dental occlusion may prevent falls in elderly individuals with dementia. *J Am Geriatr Soc*, **53**(9)：1631-1632, 2005.
7) Takahiro M, et al：Development of a candy-sucking test for evaluating oral function in elderly patients with dementia：A pilot study. *Geriatr Gerontol Int*, **17**(11)：1977-1981, 2017.
8) Kawano H, et al：Candy eating behavior to improve swallowing function in dementia sub-

jects. *Arch Gerontol Geriatr*, **75**：181-184, 2018. doi：10.1016/j. archger. 2017. 12. 014.

9）農林水産省ホームページ：スマイルケア食. 〔http://www.maff.go.jp/j/shokusan/seizo/ kaigo.html〕

10）菊谷　武：くらしを支える歯科医療―在宅歯科医療における口腔機能管理―. 老年歯学, **23**(3)： 297-302, 2008.

11）Tagashira I, et al：A new evaluation of masticatory ability in patients with dysphagia：The Saku-Saku Test. *Arch Gerontol Geriatr*, **74**： 106-111, 2018.

12）(一社)日本老年歯科医学会, (社団)日本老年歯科学会編集：高齢期における口腔機能低下―学会見解論文 2016 年度版―. 老年歯学, **31**(2)：81-99, 2016.

13）(一社)日本老年歯科医学会, (社団)日本老年歯科学会編集：摂食・嚥下障害, 構音障害に対する舌接触補助床(PAP)の診療ガイドライン〔http:// minds4.jcqhc.or.jp/minds/pap/pap.pdf〕

14）小島千枝子ほか：口蓋の高さが半固形物の摂食パターンにおよぼす影響―嚥下アプローチへの新たな提言―. 日摂食嚥下リハ会誌, **17**(1)：25-35, 2013.

15）板木咲子ほか：指定介護療養型医療施設および介護老人保健施設における要介護高齢者の口腔清掃の現状と課題. 日本衛生学会雑誌 *JJSDH*, **11** (1)：50-56, 2017.

16）厚生労働省：平成 28(2016)年度歯科疾患実態調査. 2017.〔https://www.mhlw.go.jp/toukei/ list/62-28.html〕

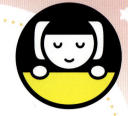

読めばわかる！
臨床不眠治療
―睡眠専門医が伝授する不眠の知識―

著 中山明峰　名古屋市立大学睡眠医療センター長

2019年6月発行　B5判　96頁　　定価（本体価格3,000円＋税）

睡眠専門医の中山明峰先生による、不眠治療のノウハウがこの1冊に！

2018年度診療報酬改定に伴って、睡眠薬処方に大きな変化が生まれた今、知っておくべき不眠治療の知識が凝縮されています。
不眠治療に関わるすべての医師に必要な不眠の知識を、中山信一氏のイラストとともにわかりやすく解説！

新刊

CONTENTS

1. はじめに
2. 睡眠の基礎知識
3. 不眠症（不眠障害）とは
4. 睡眠薬の過去〜現在
5. ベンゾジアゼピン製剤の問題点と離脱
6. ガイドラインが意図するところ
7. 睡眠薬の現在〜未来
8. 症例提示
- 巻末付録

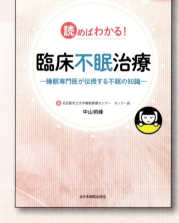

全日本病院出版会
〒113-0033　東京都文京区本郷3-16-4　Tel：03-5689-5989
www.zenniti.com　　　　　　　　　　　 Fax：03-5689-8030

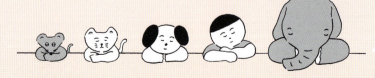

特集／摂食嚥下障害患者の食にチームで取り組もう！

「口から食べる」を早期にサポートする包括的アプローチ

小山珠美*

Abstract 摂食嚥下障害者への口から食べる支援では，誤嚥性肺炎や低栄養のリスクを勘案した医学的管理のみならず，食べる喜びや幸せといった心身の調和へとつながる包括的なサポートが求められる．特に急性期医療では，カテーテル類による医学的管理下にある場合が多く，合併症や廃用症候群を引き起こす可能性が高い．そのため，医学的管理を行いながら，包括的なケアとリハビリテーションを充実させていく必要がある．ことさら，入院してくる患者は認知機能や身体機能が低下し，栄養状態はすでに著しく不良であり，老年期終焉にある場合も多い．これまで医療現場では，絶飲食を前提とした非経口栄養での管理が優先され，それが長期的に続けられてきたが，患者本人にとってのQOLを勘案した対応が求められる．本稿では，急性期医療における早期経口摂取開始の必要性と多職種連携による包括的アプローチの方略について述べる．

Key words 早期経口摂取(early commencement of oral intake)，包括的支援(comprehensive support)，KTバランスチャート(Kuchikara Taberu Balance Chart)，多職種連携(multi-sector collaboration)

包括的視点での評価と支援スキルの課題

　口から食べるためのサポートは，摂食嚥下機能に加えて，QOLを勘案した生活者としての包括的視点での評価と支援スキルが必要である．しかしながら，現況のチーム医療では，一部の身体機能である嚥下状態や栄養などに偏っていることも多く，心身の包括的な側面での多職種連携による支援スキルが不足しがちである．また，特定の専門職種のみが中心となり，口から食べることへの困難点や障害の部分だけが抽出されやすい．その結果，経口摂取へのステップを躊躇し，「誤嚥性肺炎のリスクがあるからやめておこう」という消極的な流れを作ってしまいがちである．さらに，リスク管理と称した長期的な訓練レベルに留まり，全身状態が安定しているにもかかわらず，タイムリーな食事の開始やステップアップが不足していることも否めない．また，不適切な食事介助を受けている場面も多々ある．そのことで，誤嚥性肺炎を引き起こし，患者の食べる力が衰退し，廃用症候群の連鎖により，退院時の経口摂取移行へとたどり着かないという課題がある．

早期経口摂取開始による成果

　脳卒中や肺炎においても早期に経口摂取を開始するほうが，絶飲食を主とした栄養管理よりも退院時の経口摂取移行率を高め，在院日数を短縮するということが明らかになっている[1]．肺炎患者で入院して2日以内に食事を開始した群と，3日以上禁食を続けた群では，前者のほうが退院時の経口摂取移行率が高まり，在院日数も短縮される[2]．Maedaは，入院直後から積極的に経口摂取を開始した群では，絶食を強いた治療群と比較すると，後者で嚥下機能が低下し，死亡率が高まっ

---

* Tamami KOYAMA，〒259-1116　神奈川県伊勢原市石田722-1-509　NPO法人　口から食べる幸せを守る会，理事長・〒259-1187　神奈川県伊勢原市田中345　JA神奈川県厚生連伊勢原協同病院摂食機能療法室

たと報告している[3]．重症肺炎症例であっても，入院後早期の経口摂取再開と集学的支援により経口摂取移行率が高まり，在院日数が短縮するということも示されている[4]．必要な摂取量がとれないからといって，経口摂取を開始せず経鼻胃管などを留置すると，禁食にしてしまうことになり，身体活動が制限され，認知機能が低下し，さらなる摂食嚥下機能が悪化するという廃用症候群の連鎖を招くことに警鐘を鳴らしたい．

展開方法と段階的アプローチ

実際に人間が食べるという行為は様々な要因で成り立っている．多職種で食べることを支援するためには，職種の専門性のみに留まらず，さらなる患者の強みや良好な点に融合させるような横断的かかわりが求められる．急性期医療での展開方法として，まずは，看護師が主治医と連携をはかり，全身状態，呼吸，口腔機能を整えたうえで，フィジカルアセスメントを行い，ベッドサイドスクリーニング評価を実施すると良い．心身の医学的状況が良好な場合は，摂食嚥下機能も良好なことが多い．発熱もなく，呼吸も安定しているにもかかわらず，非経口栄養のみという状況の人が多く存在する．初回評価をリハビリテーション科やNST チーム（栄養サポートチーム）へ依頼する場合や，嚥下造影・嚥下内視鏡による評価が優先されることがあるが，そうなると入院から経口摂取開始までかなりのタイムロスとなる．そのため，まずは病棟の看護師が早急に，摂食嚥下機能的視点において経口摂取の可能性を見出せるような評価をして，評価に応じた安全なものを，安全な方法で，経口摂取を開始していくことを推奨する．

一方，心身の医学的状況が不良の場合は，治療と並行しながら呼吸ケア，口腔ケア，姿勢調整（頸部前屈位・角度アップ）を行う．そのうえで全身状態や呼吸状態の評価に応じて，タイムリーにベッドサイドスクリーニング評価を行い，経口摂取を開始していくと良い．また，早期離床をはかり，呼吸，認知，活動性を高めつつ，栄養状態が悪化

しないようにする（栄養状態の改善を試みる）．覚醒不良などで評価の実施が困難と判断した場合は，その原因を検討し，病状に応じた抗重力位による姿勢保持訓練，特殊感覚刺激による覚醒への援助，視空間や身体認知へのアプローチ，環境調整などを関係者と行い，早期に経口摂取が開始できるよう全身のコンディションを整える．

当院での食事の開始と段階的アプローチ

当院では摂食機能療法委員会を立ち上げ，チーム医療として急性期病院での早期経口摂取開始，在院日数短縮などに取り組んできた．委員会組織図（**図 1**）と委員会の活動目的（**表 1**），**図 2，3** に摂食機能療法開始におけるプロトコールやステップアップの方法などを紹介する．食事の開始に関しては，主治医からの指示を受けて，基本的に摂食機能療法室専従看護師と担当看護師が共同でスクリーニング評価を行い，全身状態などを勘案しながら評価点に応じて対応する．覚醒不良や認知機能の低下などがある場合は，視覚情報に配慮した環境設定，姿勢調整など，症状に応じた方法を組み合わせ，認知機能を高めていく．そのうえでリハビリテーション科や栄養室と連携し，早期離床をはかり，呼吸，認知，活動性を高めつつ，栄養状態の悪化予防と改善を目指す．

段階的アプローチとしては，食べる意欲，全身状態，呼吸状態，摂食嚥下機能などに応じた食物形態や量の段階的ステップアップを行う．初回評価から継続的に日々モニタリングし，1～3日間で次のステップに上げるようにしている．その結果，誤嚥性肺炎患者の退院時経口移行率が3年間で50%から80%となり，在院日数も約15日間短縮した．

多職種で行う包括的食支援ツール "KTバランスチャート"（図4）

多職種で行う包括的支援スキルとして，観察とアセスメントから行う"口から食べるバランスチャート（Kuchikara Taberu Balance Chart；

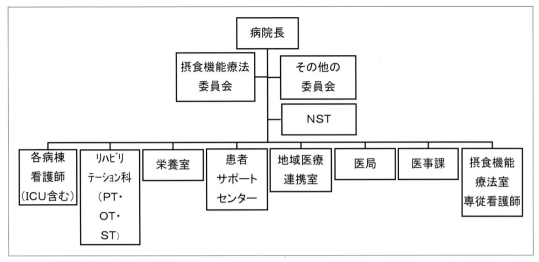

図1. 当院における摂食機能療法委員会組織図

表1. 当院の摂食機能療法委員会の目的

（目的）
第3条　本委員会は，摂食嚥下機能（食べる力）を評価し，その患者に適した包括的ケアを提供する．必要に応じて指導・提言することで患者の治療，回復，退院，社会復帰をはかることを目的とする．さらに，各委員会との連携に努め相互協力する

（摂食機能療法チームの役割）
第4条
1. 適切な摂食機能評価
2. 摂食嚥下障害に伴う合併症の予防・早期発見・治療
3. 適切な摂食機能回復へのケア
4. 必要物品の整備，環境調整
5. 多職種連携や各委員会との相互協力
6. 病院スタッフへの知識や技術指導（特に口腔ケア，姿勢ケア，呼吸ケア，栄養ケア，食事介助技術など）
7. 適切な摂食機能療法算定のためのスタッフ指導

KTBC）"を2015年に開発した[5]．摂食嚥下障害を有した人は，自身では解決できない不足な面を有しており，多面的で系統立った支援スキルが必要である．KTBCの使用は，総合的に評価しながら，対象者の不足部分を補い，良好な側面を維持し，可能性や強みを引き出す包括的スキルとケアリングを内包する構成となっている．また，治療・ケア・リハビリテーションを展開し，その実践結果も可視化できる情報共有ツールであり，信頼性・妥当性の検証に至っている[6]．KTBCを用いた包括的視点は，レーダーチャートにてグラフ化され，介入前後の変化が可視化できる．そのため，当事者や家族も含めた多職種間で共有できることで医療施設のみでなく，福祉施設や在宅でのチームアプローチ，地域医療連携ツール，栄養ケア，災害時のトリアージ，研究報告にも有用なツールである[7)~9)]．和座らは，回復期リハビリテーションで多職種連携により，KTBCを用いた多面的介入プログラムを使うとFIM効率が向上し（身体機能改善），自宅復帰率を高め，栄養改善に繋がったと報告している[8)10)]．

当院では，初回評価時にはKTBCの13項目で評価し，アセスメントからプランに繋げられるよう電子カルテでシステム化している．また，退院時の看護サマリーにKTBCを同封し，退院先との情報共有としている．

KTBCの構成項目と評価方法

KTBCを用いた包括的視点は，介入が必要な側面と良好な能力，介入後の変化が可視化される．そのため対象者の不足点が焦点化され，具体的なプランの立案につながる．KTBCの評価項目13項目は，以下の4つの側面に分類するが，それらは複合的に連動する．

1．KTBCの構成項目
1）心身の医学的視点
① 食べる意欲
② 全身状態
③ 呼吸状態
④ 口腔状態

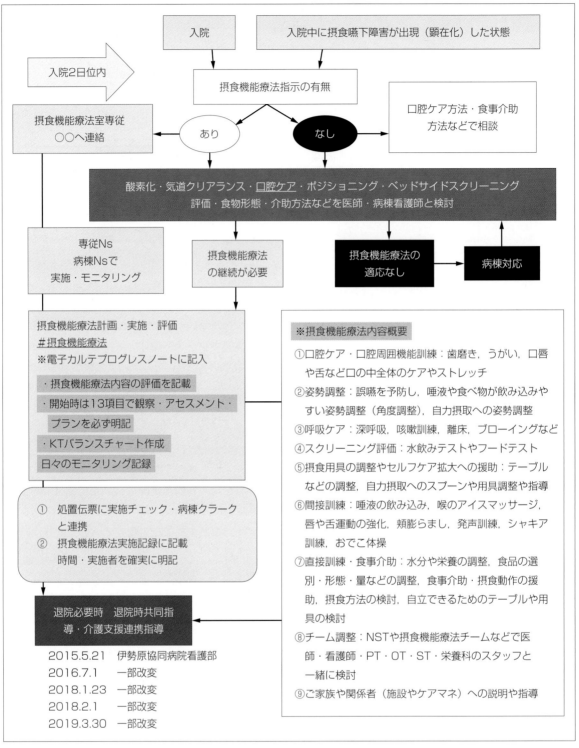

図 2. 摂食機能療法介入のプロトコール

2) 摂食嚥下の機能的視点
⑤ 認知機能（食事中）
⑥ 咀嚼・送り込み
⑦ 嚥下

3) 姿勢・活動的視点
⑧ 姿勢・耐久性
⑨ 食事動作
⑩ 活動

<スクリーニング評価の実施基準>
- ・意識レベルが JCS で II-10，I 桁，クリア（聴覚，視覚，触覚を誘導）
- ・口腔内の汚染がない（口腔ケアの実施）
- ・気道のクリアランスが概ね良好（吸引併用）
- ・姿勢の安定（姿勢調整を行い，リクライニング角度 30°程度の重力位）
- ・バイタルサインの安定（37.5℃以下）
- ・重篤な症状がない
- ＊医師の指示
スクリーニング評価を行い，その結果に応じて食事を開始する

<スクリーニング評価点による食事の開始基準>

評価点	2点以下（呼吸変化）	3点（むせ・咽頭残留）	4点（追加嚥下不可）	5点（追加嚥下可能）
食物形態	・基本的にはなし	・エンゲリードミニより摂食訓練開始	・ゼリー3品もしくはゼリー食より開始 ・段階的にステップアップしていく	・ムースやペースト食より開始 ・段階的にレベルアップしていく ・ソフト食（咀嚼食）以上はリクライニング角度 60°以上の姿勢で摂取する
姿勢	・誤嚥予防姿勢	・ベッド上リクライニング角度 30〜45°	・ベッド上リクライニング角度 30〜45° ・認知機能低下により嚥下運動が理解できない場合は，リクライニング角度をアップすることで食物認知が高まり良好な機能となる場合がある	・ベッド上リクライニング角度 60°以上 ・段階的にベッド→車椅子へとアップしていく
介助法	全介助	全介助	全介助	全介助・一部介助

<ステップアップ基準>
1. 2日以上 37.5℃以上の発熱がない
2. 気道分泌物が減少している（酸素化減量）
3. 意識レベルが改善している
4. 摂取量が 8割以上である
5. 離床が進んでいる

<食事中断基準>
1. 呼吸器感染症による発熱が 38℃以上 2日以上
2. 痰がらみが増え，むせが強い
3. 呼吸状態の悪化
4. 検査で呼吸器系の病状が悪化
※再開時はスクリーニングテストで再評価する

段階的摂食ステップアップの進め方
- ・主治医の指示と患者の状態に応じて，フードテスト（FT），水飲みテスト（MWST）を実施し，結果に応じて食事の開始や食物形態のステップアップを進めていく
- ・食事開始やステップアップはマンパワーの多い昼食からを基本とする
- ・週末は基本的にステップアップを実施しない（主治医の不在，スタッフ減員のため）
- ・入院以前の食物形態を確認しできるだけその形態に近づける
- ・摂取角度，食物形態，食事動作，食事場所を状況に合わせて段階的にステップアップしていく
- ・多職種で情報共有して必要時食事場面で介入する
※形物態をアップした際は必ず主治医に確認，報告を行う
※一度に複数の項目は変更しない（原因がわからなくなってしまうため）
※摂取角度と食物形態に注意する

図 3．段階的摂食ステップアップの進め方
（伊勢原協同病院摂食機能療法委員会：摂食機能療法実施マニュアル．2018．一部改変）

4) 摂食状況・食物形態・栄養的視点
⑪ 摂食状況レベル
⑫ 食物形態
⑬ 栄養状態

2．KTBC の評価基準と活用方法
　評価点はそれぞれの 13 項目を評価指標に沿っ

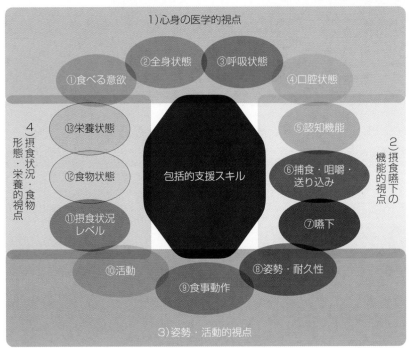

図 4. KT バランスチャート
（文献 5, p. 12 より転載）

て 1〜5 点でスコア化する．1 点：かなり不良もしくは困難，2 点：不良もしくは困難，3 点：やや不良もしくは困難，4 点：概ね良好，5 点：かなり良好．生活者として心身を整えていくために，評価点が低い項目については，その状況で必要なケアの充実をはかり，1 点でもステップアップできる方法を多職種で検討していく．評価点の高い項目は，維持や強化を意図してケアやリハビリテーションを継続する．

点数化してレーダーチャートでグラフ化することで，介入が必要な側面と良好な能力が可視化され，介入前後の変化を多職種間で共有でき，QOL の維持・向上に繋がる．図 5 に誤嚥性肺炎で入院した患者の初回評価からみたアプローチの方向性と退院時評価を示した．

評価とケアのサイクルを適切に

アプローチ方法としては，現状における原因・誘因のアセスメント，ケア介入計画，実践を定期的に再評価するといったケアサイクルが重要である（図 6）．まずは，個別に応じた目標設定を行い，期限を決めて，アプローチを行う．漫然とした目標設定でなく，より具体的な設定を行うよう留意する．例えば，1 週間後には 1 食から 3 食経口摂取できるようにと目標を決めたとする．離床を進めて車椅子での座位姿勢が 1 時間安定したら昼のみ経口摂取を車椅子で行う．3 日間でゼリーのみからペースト食へ移行，2 日間で摂食訓練レベルから 1 食昼食として食べられるようにする．経口摂取総カロリーが 600kcal から 1,400kcal になるよう食事回数と栄養内容を調整する．3 日間はアミノ酸製剤の点滴を 2 本併用しながら水分と栄養を補助し，経口摂取を 2 食から 3 食へステップアップするなどを計画する．

摂取量が少ない要介護高齢者の場合は味や匂いを損ねない MCT オイルやプロテインパウダーを使用してカロリーとタンパク質をアップさせるなどの具体的な提案をする．そのうえで評価日を決めて，その結果を多職種でフィードバックして，さらなる対策を講じていくことが大切である．

チーム医療での他力本願はチーム力を衰退させるだけでなく，患者の回復力を減退させる．そのためにも，関係者は可能な限り，日々の昼食場面などで情報を共有することを推奨する．プランの

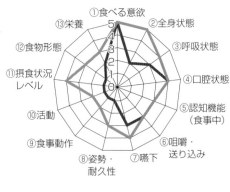

図 5. 誤嚥性肺炎で入院した患者の初回評価からみたアプローチの方向性と退院時評価

(文献 5, p. 15 より転載)

カルテ明記として重要なことは,抽象表現ではなく,いつまでに・誰が・何を・どのようにするのか,ステップアップはいつするのかなどを明確に記録しておくことが肝要である.

職種間やチーム内での有機的連携

チーム力を高めるためには,チーム成員それぞれが横断的・融合的に力を発揮し,職種間やチーム内での有機的連携が必要である.同じ疾患であっても,病歴,発症からの病日,心身の状態,支援の人的環境によって目標設定や支援方法は異なる.特に,心身が衰弱している要介護高齢者や認知症の終末期などの場合は,積極的な機能回復ではなく,いかに苦痛を軽減した安寧ある時間を過ごすことができるかという QOL に重きを置かなければならない.

多職種の有機的な連携では,縦割りで役割を決めるのではなく,横断的対応による健康回復の視点を持てるかが鍵となる.どの職種でも包括的観察の目を広げること,患者の健康回復のためのマネジメントができることが重要であり,提案だけでなく実施レベルまで広げることが大切である.当院では,PT は身体の運動機能だけではなく,口腔状態を観察し,必要時にはリハビリテーション開始前に簡単なケアを行う.OT も姿勢調整や食事動作のみでなく,昼食前の食物形態の調整を

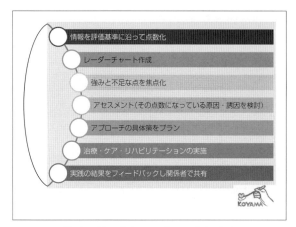

図 6. KT バランスチャートによる支援サイクル

病棟ナースと一緒に行う.管理栄養士は日々,昼食場面に同席して,食事介助を行いつつ,食物形態や栄養面でのアセスメントを看護師と行う.これらの情報を電子カルテに記入することで,医師も現状把握をしやすく,治療,検査,退院計画に反映しやすくなる.何よりも患者にとって,早期に食べて退院できるというメリットに繋がる.

おわりに

人間は誰もが完全ではない.不足や困難もあれば,強みや良好な側面を有して,生活者として存在している.これまでの医療現場では,摂食嚥下

障害という心身の一部分のみが抽出され，食べるという人間としての命の根幹が，ないがしろにされてきたきらいがある．KTBC は，個別のニーズに応えることができるツールとして，是非多くの方々に活用をしていただきたい．そして，多職種協同，家族参画などでさらなる当事者主権の口から食べる喜びへの道が拓かれることを期待したい．

文　献

1) 小山珠美ほか：原著：脳卒中急性期から始める早期経口摂取獲得を目指した摂食・嚥下リハビリテーションプログラムの効果，日摂食嚥下リハ会誌，**16**(1)：20-31，2012．

2) Koyama T, et al：Early commencement of oral intake and physical function are associated with early hospital discharge with oral intake in hospitalized elderly individuals with pneumonia. *J Am Geriatr Soc*, **63**：2183-2185, 2015.

3) Maeda K, et al：Tentative nil per os leads to poor outcomes in older adults with aspiration pneumonia. *Clin Nutr*, **35**(5)：1147-1152, 2016.

4) Koyama T, et al：Multidisciplinary Comprehensive Care for Early Recommencement of Oral Intake in Older Adults With Severe Pneumonia. *J Gerontol Nurs*, **42**(10)：21-29, 2016.

5) 小山珠美（編集）：口から食べる幸せをサポートするための包括的スキル―KT バランスチャートの活用と支援―．第 2 版，医学書院，2017．

6) Maeda K, et al：Reliability and Validity of a Simplified Comprehensive Assessment Tool for Feeding Support：Kuchi-Kara Taberu Index. *J Am Geriatr Soc*, **64**(12)：e248-e252, 2016. DOI：10. 1111/jgs.14508.

7) Nagano A, et al：Rehabilitaion nutrition for iatrogenic sarcopenia and sarcopenic dysphagia. *J Nutr Health Aging*, **23**(3)：256-265, 2019.

8) 小山珠美：震災による避難所での二次的合併を回避する KT バランスチャートを使用した包括的食支援の実際．地域保健，**11**：38-41，2017．

9) Aruga Y, et al：Nursing care using KT（Kuchi-kara Taberu）index radar chart enabling elderly patients with dysphagia to live like human beings after initiating gastrostomy feeding. *Proc Singapore Healthcare*, 1-3, 2017.

10) Waza M, et al：Comprehensive Tool to Assess Oral Feeding Support for Functional Recovery in Post-acute Rehabilitation. *JAMDA*, 2018.〔Epub ahead of print〕

特集／摂食嚥下障害患者の食にチームで取り組もう！

摂食嚥下障害患者に対する言語聴覚士のアプローチとチーム医療

福岡達之*

Abstract 嚥下リハビリテーションは多職種からなるチームとしての包括的介入が有効といわれている．言語聴覚士は治療的アプローチだけでなく，嚥下機能の評価や代償方法の検討，心理面のサポート，経口摂食を安全に行うための環境整備など幅広いアプローチにかかわっている．個々のアプローチは言語聴覚士が単独で行う場合もあれば，実際的な役割で他職種が担当することもあるが，いずれにおいても職種間連携による情報の共有が欠かせない．言語聴覚士から他職種に対してアプローチや協同の依頼を行う場合には，その必要性についてわかりやすく明確な情報を提供しなければならない．嚥下障害に対する言語聴覚士のアプローチを紹介するとともにチーム医療における役割や情報共有，職種間連携のポイントについて解説する．

Key words 嚥下障害(dysphagia)，リハビリテーション(rehabilitation)，言語聴覚士(speech language hearing therapists)，チームアプローチ(team approach)

はじめに

言語聴覚士は，嚥下訓練を業務として行うことが法律上で明記されている唯一の職種である．一般社団法人 日本言語聴覚士協会が有職者14,820人に調査した「各対象領域で働く言語聴覚士」(2018年3月末)によると，8割以上(12,483人)の言語聴覚士が摂食嚥下を対象に臨床を行っており，病院や施設，在宅においてそのニーズはますます増加している．言語聴覚士の役割を一言でいえば嚥下訓練になるが，実際には機能訓練のような治療的アプローチだけでなく，嚥下機能の評価や代償方法の検討，心理面のサポート，経口摂食を安全に行うための環境整備など幅広いアプローチにかかわっている．言語聴覚士が単独でできることは限られるため，これらのアプローチには様々な職種から得られる情報や多職種との協同など，嚥下障害患者に対するチームでの取り組みが欠かせない．本稿では，嚥下障害に対する言語聴覚士のアプローチを紹介するとともに，チーム医療における役割や情報共有，職種間連携のポイントについて解説する．

言語聴覚士の視点からみた嚥下評価

嚥下リハビリテーションの基本的な流れを図1に示す．嚥下機能の評価やスクリーニング検査を行う前に，カルテから年齢や病歴に関する情報を収集し，画像所見やその他の臨床検査所見，バイタルサイン，服薬状況，栄養状態から患者の全身状態を確認する．また，医師や看護師，その他の職種からの情報，例えば理学療法士から基本動作や姿勢保持能力，呼吸機能，作業療法士から上肢機能やADLに関する情報を収集するなど，患者の全体像を把握しておく．

1．嚥下関連器官の評価

神経学的所見として，嚥下に関連する器官の運

---

* Tatsuyuki FUKUOKA, 〒739-2695 広島県東広島市黒瀬学園台555-36 広島国際大学総合リハビリテーション学部リハビリテーション学科言語聴覚療法学専攻，准教授

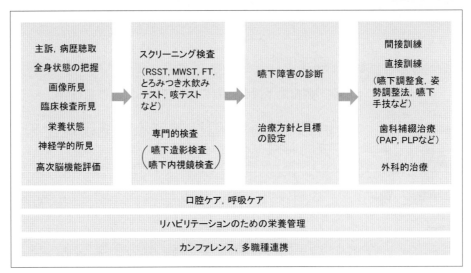

図 1. 嚥下リハビリテーションの流れ

表 1. 嚥下関連器官の評価

構造器官	評価する形態・運動	嚥下時の機能	関連する脳神経
口唇	口唇閉鎖 /pa/の口唇破裂,反復 突出,口角横引き,筋力	食物の取り込み 咀嚼時の閉鎖と食塊保持 口腔内圧の上昇	顔面神経(Ⅶ)
下顎	下制,開口距離 挙上,咀嚼筋(咬筋,側頭筋)の収縮	食物の取り込み 咀嚼・食塊形成	三叉神経(Ⅴ)
頬	筋緊張 鼻唇溝の対称性 ふくらます/すぼめる	食物の保持 咀嚼・食塊形成 口腔内圧の上昇	顔面神経(Ⅶ)
舌	偏位,振戦,舌萎縮,線維束性攣縮,筋緊張 突出・後退・左右運動 舌尖の挙上,/ta/音の反復 奥舌の挙上,/ka/音の反復 舌背挙上の筋力(最大舌圧)	食物の保持 咀嚼・食塊形成,押しつぶし 口腔内圧の上昇 咽頭への送り込み	舌下神経(Ⅻ)
軟口蓋	偏位,下垂,ミオクローヌス 挙上範囲(/a:/の発声持続時)	鼻咽腔閉鎖 咽頭内圧の上昇	舌咽神経(Ⅸ) 迷走神経(Ⅹ)
咽頭	咽頭後壁の収縮と対称性 (発声,あくび時)	上・中・下咽頭収縮 嚥下反射の惹起	迷走神経(Ⅹ)
舌骨・喉頭	発声持続,/a/音の反復 声質(気息性,粗糙性,湿性嗄声) 舌骨・喉頭の安静位と挙上の範囲・時間 反復唾液嚥下テスト 随意的な咳	気道閉鎖 舌骨・喉頭挙上 食道入口部開大	迷走神経(Ⅹ)

動・感覚を評価する.表1に評価すべき形態と運動および嚥下時の機能を示す.嚥下器官の運動は麻痺(痙性,弛緩性)の有無,運動の範囲,非対称性,拘縮,パーキンソニズム,その他安静時および運動時の異常の有無を観察する.

2. Dysarthria,高次脳機能障害の評価

脳血管障害や神経筋変性疾患では,dysarthria や高次脳機能障害を合併する場合もあり,そのような症例に対しては発声発語機能の評価や神経心理学的検査を実施する.発声発語と嚥下は口腔,咽頭,喉頭,呼吸などの末梢器官を共用しており,機能解剖学的にも関連がある.そのため両者は同時に障害されることが多く,一方の異常の検出が他方の障害の推測に役立つことがある.発声発語

機能の具体的な見方としては，**表2**に示すような呼吸機能，発声機能，鼻咽腔閉鎖機能および口腔構音機能を視診や触診，聴覚的印象評価によって検査する．

　高次脳機能障害を伴う患者では，摂食場面において食事に集中できない（全般性注意障害），左側の食物を見落とす（半側空間無視），食器・食具がうまく操作できない（失行）など先行期の障害がみられる．認知症患者では意欲低下や食思不振，早食い，口腔内に溜め込む，異食など食行動の異常にも注意が必要である．失語症では聞く，話す，読む，書くの言語機能すべてに障害がみられ，タイプや重症度によってコミュニケーションの方法は異なる．認知症や失語症，高次脳機能障害は嚥下機能の正確な評価やリハビリテーションの阻害因子になるため，適切に評価することで個々の症例に応じた対策に結び付ける必要がある．

3．スクリーニング検査前の観察事項

　スクリーニング検査を実施する前に，覚醒や声かけに対する反応，頭頸部の支持性，随意的な咳の可否，唾液の処理状況，呼吸状態，声質（気息性嗄声，湿性嗄声）などを観察する．口腔内環境の観察も重要である．嚥下障害患者では口腔内が乾燥していたり，痰の付着や汚染された唾液が貯留しているなど口腔内環境が不良であることが多い．そのような状態で唾液を嚥下するテストや水飲み検査を実施すると，口唇や舌，顔面などの嚥下器官の運動を正確に評価できないだけでなく，誤嚥した場合には口腔内の汚染物も併せて誤嚥することになり，検査自体が肺炎のリスクとなる可能性がある．口腔内の観察は，oral health assessment tool 日本語版（OHAT）による口腔アセスメントが有用である[1)2)]．OHAT は，①口唇，②舌，③歯肉・頬膜，④唾液，⑤残存歯，⑥義歯，⑦口腔清掃，⑧歯痛の8項目を0点（健全）～2点（病的）で評価するアセスメントシートであり，歯科医師や歯科衛生士以外の職種でも簡便かつ短時間で実施できること，口腔環境の経時的な評価ができること，多職種で共有できることなど優れた利点が

ある．口腔内の乾燥が著しい場合には，スクリーニング検査前に口腔内を湿潤させるなど口腔内の環境を整えておく必要がある．

4．スクリーニング検査

　ベッドサイドで実施できるスクリーニング検査には質問紙，反復唾液嚥下テスト（repetitive saliva swallowing test；RSST），改訂水飲みテスト（modified water swallow test；MWST）などがある（**表3**）．質問紙には聖隷式嚥下質問紙，EAT-10 などがあるが，コミュニケーションが良好な場合にのみ利用できる．指示が入る場合には RSST

表 2．標準 dysarthria 検査の評価項目

大項目		小項目
1．呼吸機能		① 呼吸数/1 分
		② 最長呼気持続時間
		③ 呼気圧・持続時間
2．発声機能		④ 最長発声持続時間
		⑤ /a/ の交互反復
3．鼻咽腔閉鎖機能		⑥ /a/ 発声時の視診
		⑦ ブローイング時の鼻漏出
		⑧ /a/ 発声時の鼻漏出
4．口腔構音機能	a．運動範囲	⑨ 舌の突出
		⑩ 舌の右移動
		⑪ 舌の左移動
		⑫ 前舌の挙上
		⑬ 奥舌の挙上
		⑭ 口唇の閉鎖
		⑮ 口唇を引く
		⑯ 口唇の突出
		⑰ 下顎の下制
		⑱ 下顎の挙上
	b．交互反復運動での速度	⑲ 舌の突出-後退
		⑳ 舌の左右移動
		㉑ 下顎の挙上-下制
		㉒ /pa/ の交互反復
		㉓ /ta/ の交互反復
		㉔ /ka/ の交互反復
	c．筋力	㉕ 下顎の下制
		㉖ 下顎の挙上
		㉗ 舌の突出
		㉘ 舌面の挙上
		㉙ 口唇の閉鎖

表 3. 嚥下障害のスクリーニング検査

- 反復唾液嚥下テスト(repetitive saliva swallowing test；RSST)
- 改訂水飲みテスト(modified water swallow test；MWST)
- とろみつき水飲みテスト(thickened liquid swallow test；TLST)
- 原法水飲みテスト(30 ml)
- The Toronto Bedside Swallowing Screening Test(TOR-BSST)
- 簡易嚥下誘発試験(Simple Swallowing Provocation Test；SSPT)
- フードテスト(food test；FT)
- 咳テスト(Cough Test；CT)
- The Mann Assessment of Swallowing Ability (MASA)

表 4. 主な間接訓練の種類

- 口唇，下顎，舌の運動訓練
- 頸部可動域訓練
- 前口蓋弓冷圧刺激，のどのアイスマッサージ
- 前舌保持嚥下
- 頭部挙上訓練(Shaker exercise)
- バルーンカテーテル法
- 努力嚥下
- 息こらえ嚥下
- メンデルソン手技
- 口腔ケア
- 呼吸訓練

を実施し，嚥下反射の惹起と喉頭挙上量を触診で評価する．RSST で 0 回の場合には，舌背や前口蓋弓にアイスマッサージを数回行い嚥下反射の誘発を試みる．MWST でむせがあった場合には，1%とろみつき水飲みテスト(thickened liquid swallow test；TLST)を併用する．MWST と TLST を併用することで，水では誤嚥するがとろみ水であれば誤嚥がない症例を検出して，とろみを用いた経口摂取訓練を開始することができる[3]．咳テストはクエン酸などの刺激物を用いて咳の誘発を評価する方法であり，水飲み検査では検出することのできない不顕性誤嚥のスクリーニングとして有用である．脳卒中患者に対しては，嚥下機能の総合的評価として MASA(The Mann Assessment of Swallowing Ability)があり[4]，言語聴覚士によって詳細な評価が可能である．スクリーニング検査には多くの方法が提唱されているが，いずれも誤嚥検出における感度，特異度には限界があるため[5]，いくつかのスクリーニング項目を評価して総合的に判断することや，声質や呼吸の変化，頸部聴診，血中酸素飽和度といった複数の項目を評価することが重要である．

5．嚥下造影検査，嚥下内視鏡検査

専門的検査として，嚥下の全過程を評価できる嚥下造影検査と鼻咽腔ファイバーを用いて咽喉頭内を観察しながら行う嚥下内視鏡検査がある．すべての嚥下障害患者に嚥下造影検査を行うことは現実的ではないが，嚥下内視鏡はベッドサイドでも実施可能であり，咽頭の衛生状態，感覚評価，

声帯運動，咽頭残留・誤嚥など得られる情報は多い．嚥下造影検査と嚥下内視鏡検査の詳細は成書に譲るが，それぞれの利点と欠点を理解すること，咽頭残留や誤嚥といった所見だけでなく，有効な姿勢調整，代償法，食形態などについて多職種で検討し，嚥下リハビリテーションのための検査になるよう目的を明確にすることが重要である．

言語聴覚士が行う嚥下訓練

基礎訓練(間接訓練)と摂食訓練(直接訓練)について紹介する．アプローチの方法は嚥下障害の状態だけでなく，患者背景や環境，個人の因子によっても変化するため，個々の患者に合わせたテーラーメイドな対応が重要である．

1．間接訓練

間接訓練は食物を用いない基礎訓練であり，嚥下関連器官に対する感覚・運動訓練，口腔ケア，呼吸訓練，嚥下手技の習得など多くのアプローチ方法がある(**表 4**)．個々の訓練法のエビデンスレベルは高くないが，病態に応じて複数の訓練を組み合わせることで効果を高めることができる．

下顎，口唇，舌に対する運動訓練では，運動範囲の拡大と筋力増強を目的とし，速度よりもゆっくりとした大きな動き，抵抗を加えた強い運動を行わせる．これらの器官に随意運動がみられない重症例に対しては，他動的な運動と感覚刺激入力を行いながら少しずつ随意運動を引き出すことを試みる．口腔内に唾液が貯留している場合や流涎が多い症例では，口腔器官の運動障害あるいは嚥下反射の惹起不全が疑われるため，運動訓練と併せて前口蓋弓冷圧刺激により唾液の嚥下訓練を実

表 5. 直接訓練時に用いられる代償的アプローチ

・姿勢調整
　　リクライニング，Chin-down，頸部回旋，一側嚥下，完全側臥位など
・食形態調整
　　嚥下調整食，とろみ調整食品
・一口量の調節
・嚥下の意識化（think swallow）
・交互嚥下
・複数回嚥下
・K-point 刺激
・嚥下手技
　　息こらえ嚥下，努力嚥下，鼻つまみ嚥下など

施する．のどのアイスマッサージは，前口蓋弓のほか，舌後半部や舌根部，軟口蓋，咽頭後壁など広い部位に刺激を行い嚥下を誘発させる方法である．嚥下反射の誘発に対するその他のアプローチとして，近年，上喉頭神経への感覚刺激入力と嚥下関連ニューロンの活性化を目的とした干渉波電気刺激の有用性が報告されており，嚥下訓練との併用も少しずつ広がっている[6)7)]．咽頭期の嚥下では，嚥下反射の惹起に伴って舌骨喉頭が挙上することにより食道入口部が開大する．触診や嚥下造影検査の評価から舌骨喉頭挙上が不十分な症例に対しては，舌骨上筋群の筋力増強訓練が適応となる．頭部挙上訓練や嚥下おでこ体操，開口訓練，呼気筋トレーニングなど多様な方法があるが，患者の能力と理解の程度に応じて選択し，いずれも少し疲労が感じられる程度の負荷で実施することがポイントとなる．

2．直接訓練

　間接訓練だけを行っていても，非経口摂取の期間が長ければ嚥下関連器官の廃用が進み，経口摂取能力の低下と栄養障害を招くことは容易に推測できる．したがって，少量からでも早期の経口摂取を行うことが大切であるが，そのためには正確な嚥下機能評価と病態に応じた適切な条件設定，リスク管理，環境の整備が必要である．

　経口摂取開始基準を参考とし[8)]，嚥下機能評価に基づいた食形態，姿勢，代償法，食事量などを決定し，摂食の安全な条件が設定されたうえで直接訓練を開始する．**表5**に直接訓練時に用いられる代償的アプローチを示す．姿勢調整法には頭頸部や体幹角度の調整などがあるが，食物を意図し

た流路に導くこと，咽喉頭の空間を変化させること，嚥下運動を改善することなどの利点を考慮し，症例に応じた姿勢の選択を行う．食形態の種類は，嚥下調整食学会分類 2013 を参考にし[9)]，咀嚼と嚥下能力に合わせて選定する．経口摂取の開始は必ずしもゼラチンゼリーが最良の選択ではなく，舌による食塊操作が不良な症例では，むしろペースト食やムース食が適切な場合もある．咀嚼について，外部から観察できる項目は，臼歯部での咬合の有無，口唇閉鎖，口角の牽引，下顎の側方運動などである．液体誤嚥がみられる場合には，口腔保持からの嚥下の意識化，chin-down 肢位，息こらえ嚥下などの代償嚥下法を試行し，それでも誤嚥が防止できない場合にはとろみ調整食品を用いる．嚥下調整食やとろみ調整食品の使用により誤嚥リスクを軽減することはできるが，肺炎を減少させるというエビデンスは十分ではなく[10)]，脱水や低栄養を招く可能性があることも知っておく必要がある．

　直接訓練を実施する際には，覚醒レベル，患者の表情や反応，嚥下に要する時間，疲労の状況などを注意深く観察することが誤嚥や窒息のリスク管理につながる．湿性嗄声など声質の変化も誤嚥の重要な指標であり，嚥下後の発声や会話の中で必ず評価を行う．湿性嗄声がある場合には随意的な咳嗽と空嚥下を指示し，これを患者本人が意識して習慣化できるよう指導する．誤嚥や肺炎の徴候がみられず，経口摂取の量，時間ともに順調であれば食事条件を段階的にアップしていく．運動学習の視点で捉えた場合，課題の難易度は，姿勢，食形態，嚥下手技，食事の量・回数などの変数を

表 6. 言語聴覚士が他職種から得たい情報

医師（主治医）	全身状態，リスク管理，予後予測，カンファレンス，嚥下リハビリテーションの方針
看護師	病棟生活，バイタルサイン，痰量，食事状況，家族からの情報
管理栄養士	栄養状態，リハビリテーションのための栄養管理，食形態の調整
理学療法士	頚部可動域，筋緊張異常，座位保持能力，耐久性，食事姿勢の調整，呼吸機能，呼吸リハビリテーション
作業療法士	上肢機能，食器・食具の工夫，食事環境の調整，食事姿勢の調整
耳鼻咽喉科医	嚥下内視鏡，声帯の評価，外科的治療の適応
歯科医師	義歯の適合と調整，PAP・PLP の適応
歯科衛生士	口腔衛生の状態，口腔ケアの方法

患者の能力向上に応じて調節することが大切である．

チーム医療における言語聴覚士の役割

嚥下リハビリテーションにおいては，医師，看護師，言語聴覚士，管理栄養士など多職種からなるチームとしての包括的介入が有効であり，その効果に関するエビデンスも蓄積されつつある[11]．単に多職種で構成されたチームを結成すれば良いというわけではなく，チーム医療として有効な介入を行うためには，職種間連携による情報共有がうまく機能している必要がある．

1．言語聴覚士からの情報提供

言語聴覚士は嚥下評価の結果や訓練経過に関して，カンファレンスなどで他職種に情報を提供する．具体的な内容としては，スクリーニングや嚥下造影検査など専門的検査の結果から嚥下障害の重症度，病態に関する情報や経口摂食の可否，直接訓練時の食形態，姿勢，代償嚥下法，食事回数・時間などである．認知機能や高次脳機能障害の評価とその対策，コミュニケーション能力についても嚥下リハビリテーションに関連する重要な情報となる．これらの情報は他職種に対してもわかりやすく明確なものでなければならない．言語聴覚士は経口摂取訓練や食形態に関して，特に看護師や管理栄養士と連携をとる機会が多い．例えば，言語聴覚士が実施している間接訓練あるいは直接訓練を病棟の看護師へ移行する際や経口摂取条件の申し送り，食形態の工夫など食事提供に関して管理栄養士へ相談するなど連携すべき事項は多岐にわたる．情報提供と併せて依頼も多くなるが，その内容については，要する時間や労力，マンパワー，技術的な側面から実行可能なものであるかを十分検討する必要がある．

2．言語聴覚士が他職種から得たい情報

嚥下障害患者へアプローチを行ううえで他職種から得たい情報を**表6**に示す．嚥下機能の評価と訓練を行う際には，主治医から全身状態，治療方針，リスク管理に関する情報が必要となる．また，設定した目標の修正や退院，転院の決定に関しては，嚥下障害の状態によって変化する場合も多く，言語聴覚士から訓練経過の報告を行うとともに主治医と十分な連携をとることが大切である．また，栄養状態の評価と適切な栄養管理は，嚥下リハビリテーションの効果に大きく影響するため，主治医，管理栄養士あるいは栄養サポートチームからの情報は欠かすことができない．間接訓練においては，口腔器官に対する訓練だけでなく，直接訓練の際に重要な頚部・体幹の機能，呼吸機能の向上を目的としたアプローチも大切である．摂食場面での姿勢保持や耐久性を考慮し，頚部・体幹の可動域訓練，筋力増強，持久力の改善をはかる必要もある．また嚥下と呼吸は密接な関係にあり，呼吸が安定していない患者や咳嗽力が低下した患者では呼吸訓練が適応となる．これらのアプローチには嚥下機能を考慮した理学療法士の取り組みが重要である．作業療法では，自己摂食のための上肢の訓練や指導，食器・食具の調整，安全かつ円滑な食事動作の自立に向けたアプローチを行っており，実際の食事場面で言語聴覚士と協同することも多い．これらの情報の収集と共有は，カンファレンス以外にもナースステーション，病室，病棟の廊下，訓練室などどこでも行うことができるため，日頃から職種間での密なコミュニケーションと信頼関係の構築が何よりも大切である．

文　献

1) Chalmers JM, et al：The oral health assessment tool-validity and reliability. *Aust Dent J*, **50**： 191-199, 2005.

2) 松尾浩一郎，中川量晴：口腔アセスメントシート Oral Health Assessment Tool 日本語版（OHAT）の作成と信頼性，妥当性の検討．障害者歯，**37**： 1-7，2016.

3) 横関恵美ほか：急性期脳梗塞による嚥下障害における改訂水飲みテストと 1％とろみつき水飲みテストの併用法の有用性について．脳卒中，**39**：12-18，2017.
Summary　急性期脳梗塞症例 450 名を対象に改訂水飲みテストととろみつき水飲みテストの併用法を検討し，退院時経口摂取の予後予測の有用性を報告した．

4) Giselle Mann（著），藤島一郎（監訳）（著）：MASA 日本語版嚥下障害アセスメント．医歯薬出版，2014.

5) 大沢愛子ほか：脳卒中患者における食物嚥下と液体嚥下―フードテストと改訂水飲みテストを用いた臨床所見と嚥下造影検査の検討―．*Jpn J Rehabil Med*, **49**：838-845，2012.

6) Maeda K, et al：Interferential current sensory stimulation, through the neck skin, improves airway defense and oral nutrition intake in patients with dysphagia：a double-blind randomized controlled trial. *Clin Interv Aging*, **12**： 1879-1886, 2017.
Summary　嚥下障害患者に対する干渉波電気刺激の効果について，二重盲検ランダム化比較試験で検討し，気道防御と栄養状態の改善を報告した．

7) Umezaki T, et al：Supportive effect of interferential current stimulation on susceptibility of swallowing in guinea pigs. *Exp Brain Res*. **236**： 2661-2676, 2018.

8) 塚本芳久：急性期嚥下障害へのアプローチ．*J clin Rehabil*, **4**：721-730，1995.

9) 日本摂食嚥下リハビリテーション治療学会：嚥下調整食学会分類 2013．日摂食嚥下リハ会誌，**17**： 255-267，2013.

10) O'Keeffe ST：Use of modified diets to prevent aspiration in oropharyngeal dysphagia：is current practice justified? *BMC Geriatr*, **18**(1)：167, 2018.

11) 日本脳卒中学会脳卒中ガイドライン委員会，小川彰ほか編：脳卒中治療ガイドライン 2015．協和企画，2015.

特集／摂食嚥下障害患者の食にチームで取り組もう！

摂食嚥下障害ケア（歯科衛生士）

白石　愛*

Abstract 最良の栄養療法は経口摂取である．食べ物を目で見て，香りを楽しみ，味わいを感じることは食の醍醐味であり，また ADL，QOL の向上に大きく関与する．しかし高齢者の自立生活の維持を考えるうえで，疾患に起因する摂食嚥下障害や，加齢による老嚥（presbyphgia），サルコペニアによる摂食嚥下障害が生じることもある．口腔清掃は，加齢やセルフケア能力の低下に伴い，これまでできていた行為に少しずつ困難さや意欲の低下が生じ，口腔内汚染や機能低下を招く原因となる．また，唾液分泌の減少や摂食嚥下障害，併存疾患や内服中の薬剤の副作用などが様々な形で口腔内に現れることもあり，新たな疾患を誘発する原因にもなり得る．入院，在宅療養患者ともに約 8 割に何らかの口腔の問題が生じていることも明らかになっており，見落としやすい口腔の問題に対して早期解決をはかり，歯科衛生士も摂食嚥下障害に積極的に関与し，チームアプローチに参画することが重要である．

Key words オーラルフレイル（oral frail），オーラルサルコペニア（oral sarcopenia），包括的口腔評価（comprehensive oral evaluation），Rivised Oral Assessment Guide；ROAG，多職種連携（cooperation of multi-occupation）

はじめに

経口摂取が維持できていることは ADL，QOL の向上にも大きく関与する．経口摂取は人生においての醍醐味といっても過言ではないだろう．しかし摂食嚥下に関連する筋群は，加齢による萎縮をきたしやすく[1]，全身のサルコペニアを認めると，高齢者の嚥下機能低下などを認め，また，回復期でサルコペニアがあると ADL や嚥下の改善，自宅退院率が悪いといわれており[2]，全身のサルコペニアに起因する摂食嚥下障害も問題視されている．栄養不足からは舌の筋力低下との関連も推察され[3]，舌圧が低下すると通常の食形態の物が食べにくくなることが推察される．また，摂食嚥下障害や低栄養が顕在化する前段階として老嚥（presbyphgia）や全身のフレイル，サルコペニアという概念が提唱されているが，口腔環境・機能においても，オーラルフレイル，オーラルサルコペニアが存在する．オーラルフレイルとは残存歯数を含めた包括的な口腔機能・口腔の脆弱（≒フレイル）であり（**図 1**）[4]，オーラルサルコペニアは口腔機能に関連したサルコペニアのことを指す[5]．口腔内清掃は，加齢やセルフケア能力の低下に伴い，これまでできていた行為に少しずつ困難さや意欲の低下が生じ，口腔内汚染や機能低下を招く原因となる．義歯を使用している場合は義歯と残存歯の両方を清掃する必要も生じ，う歯や歯周病で永久歯が脱落すると，残存した孤立歯は通常の清掃よりも難易度も高くなり，また，唾液分泌の減少や摂食嚥下障害，さらに併存疾患や内

---

* Ai SHIRAISHI，〒 869-1106　熊本県菊池郡菊陽町曲手 760　熊本リハビリテーション病院歯科口腔外科，歯科衛生士・NST 専門療法士，日本摂食嚥下リハビリテーション学会認定士

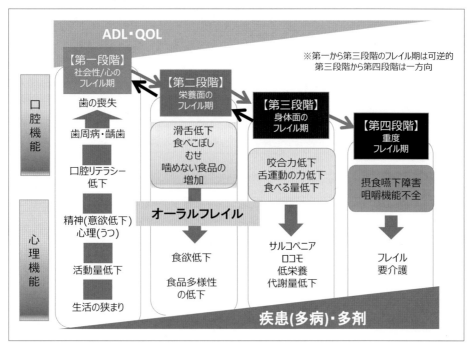

図 1. 高齢者の「食」から考えるフレイル期

(文献 4 より引用改変)

服中の薬剤の副作用などが様々な形で口腔内に現れることもある．入院，在宅療養患者，ともに約8割に何らかの口腔の問題を生じることも明らかになっており，見落としやすい口腔の問題に対して早期解決をはかり，摂食嚥下障害に積極的に介入していくことが望まれる．

摂食嚥下障害の生理からみる口腔機能の重要性

口腔機能は嚥下運動とも連動している．準備期においては食塊形成において，舌後方部と軟口蓋による口峡部閉鎖により，口腔は咽頭から遮断される．口腔期では舌前方部は口蓋へと接し，舌後方部は下降し，同時に軟口蓋が後方へと挙上し，口峡部は開大．食塊は舌と口蓋によって咽頭へと送り込まれ，咽頭期，食道期へと至る．プロセスモデルにおいても重要な役割を担い，stage I transport では捕食された食物を臼歯部へと移送し，舌が全体的に後方へと動くことにより，舌に乗せた食物を臼歯部へと移送し(舌の pull back 運動)，外側へ回転し食物を下顎の臼歯咬合面へ乗せる．stage II transport では咀嚼された食物の一部は嚥下できる性状になると舌の中央に乗せられ，舌の絞り込み(squeeze back)運動により中咽頭へと移送される．閉口中に起こり，舌の前方部が最初に上顎前歯口蓋側の硬口蓋に接触し，咀嚼された食塊を中咽頭へと送り込むように舌-口蓋の接触領域が徐々に後方へと拡大される．このように摂食嚥下の生理機能において，口腔領域の果たす役割はとても大きい[6]．しかし，**図 1**に示すオーラルフレイルの概念図に示されている通り，機能低下に至るまでは ADL，QOL 状況や心理機能，疾患，薬剤なども複雑に関連しており，機能低下に至るまでに気付かないことも多い．そして，飯島はオーラルフレイルの概念に身体的フレイルとともに社会的，心理的側面の3要因を含むことを提唱しており，生活と口腔機能低下，両面からの支援の重要性が示唆されている．

摂食嚥下障害における歯科衛生士介入の重要性

良質な口腔機能を維持するために重要なこととして，まずは歯科的疾患があれば早期に介入することが求められる．入院初日に患者に口腔のことについて話を聞くと，う歯や歯周病，義歯の不適合，欠損部位などを放置していたために，食べづらくなり，軟らかい物を食べていたという話は少なくはない．摂食障害は，摂食嚥下障害を引き起

表 1. カンファレンスなどでの情報共有のポイント

	情報共有のポイント
医師	感染のリスク，歯科治療の必要性，口腔内状況など
歯科医師	口腔内状況，全身状況，歯科介入の必要性
看護師	ケアの重要性，必要性，自立支援方法，退院支援など
PT/OT	ポジショニング，リハビリテーション前の口腔内確認，自立支援など
ST	歯科的疾患，口腔内状況，ケア，訓練，嚥下レベルにおける情報共有など
管理栄養士	口腔内状態，食形態の確認，喫食状況についての情報共有など
薬剤師	摂食嚥下障害，口腔内に関連する薬剤などの情報共有
MSW	入院期間の確認，期間内の歯科介入，退院後の医科，歯科連携などの情報共有
患者・家族	口腔内状況の説明，介入，連携についての情報共有

こし，低栄養に陥る可能性も示唆される．安易に食形態を下げてしまうのではなく，対処していくことが口腔機能維持のために肝要である．まず歯科衛生士は歯科的問診，聞き取り，口腔内診査を行い，口腔内状況，問題点などを患者にかかわる介助者や関連職種に情報提供を行うことが重要である．医師には感染リスクの可能性，歯科的問題点を伝え，今後の治療に考慮すべき点があれば情報提供を行っておくことが重要である．看護師には入院療養において，ケアの必要性，ケア方法，自立支援方法などについて情報を共有し，適宜モニタリングや再評価，退院支援などを連携して行っていく必要がある．管理栄養士には現在の口腔内の状況を伝え，現在の食事形態において適切かどうかの検討を行い，良好な食事摂取を行えているかどうか，患者の摂食状況を観察しながら検討していくことも必要である．リハビリテーション職種（理学療法士（PT），作業療法士（OT））においては，ポジショニングの確認，また口腔内汚染が著明な患者であれば，リハビリテーション開始前に口腔清掃を行い，義歯の装着などを確認し，リハビリテーションを行ってもらうような取り組みを支援していく必要がある．自立支援において，口腔清掃の訓練を行う際に互いに情報共有し行えることはとても重要である．言語聴覚士（ST）とは，摂食嚥下リハビリテーションを開始する際の情報共有や，口腔ケアについての検討，

特に舌がんなど歯科的疾患による摂食嚥下リハビリテーションにおいて連携は必須である．薬剤師とは，摂食嚥下障害や，口腔内に影響を及ぼす薬剤について情報を共有しあうことが重要である．医療ソーシャルワーカー（MSW）とは入院前からの必要情報の共有や，入院期間に歯科治療が可能かどうかの検討，退院後の歯科介入，連携において，情報共有や検討を行う．また，患者本人，家族においてはこれらの情報提供をもとに，現在の口腔内状況，介入目標，プログラムについて説明し，職種連携のもとに口腔機能改善，維持，向上に向けかかわっていく．いずれも患者において最大限の患者利益が得られるように，情報共有を行うことはとても重要である．このことは病院のみならず施設や在宅においても必要な連携である．

当院では，入院時に歯科衛生士が口腔内診査，問診，聞き取りを行い，必要な情報共有を各職種に行う．職種共通のツールとして口腔スクリーニング（当院では改定口腔アセスメントガイド（Rivised Oral Assessment Guide；ROAG）を使用し，スコア化による「口腔のみえる化」を行い，各種カンファレンスにて使用している．口腔スクリーニングは看護師も行い，病棟内での口腔管理，モニタリング，再評価を行っており，これらは電子カルテで閲覧可能となっている．問題点などあればカンファレンス時に情報共有を行い，適宜ベッドサイドや病棟でウォーキングカンファレンスとして集まることもある．カンファレンスでの歯科衛生士と職種間連携における情報共有のポイントを**表 1**に示す．また，歯科医師が常駐していない病院，施設においては歯科との連携も必要で，入院中に患者が困ることのないよう歯科治療，介入の支援，連携や，退院後の地域のかかりつけ歯科，歯科医師会との連携も必要である．STが常駐していない場合などで摂食嚥下リハビリテーションが必要な患者においては，医師や看護師などと連携をはかり，関連職種に繋いでいくことも重要である．特に退院後の食事形態や，口腔内状況，ポジショニングについても退院先の検討

表 2. Reviced Oral Assessment Guide；ROAG

項　目	スコア1	スコア2	スコア3
声	正常	低いor かすれた	会話しづらいor 痛い
嚥下	正常な嚥下	痛いor 嚥下しにくい	嚥下できない
口唇	平滑でピンク	乾燥or 亀裂 and/or 口角炎	潰瘍or 出血
歯・義歯	清潔で食物残渣なし	一部に歯垢や食物残渣，齲歯や義歯の損傷	全般的に歯垢や食物残渣
粘膜	ピンクで潤いあり	乾燥，赤や紫，白色への変化	著しい発赤，厚い白苔，水疱や潰瘍
歯肉	ピンクで引き締まっている	浮腫，発赤	指圧迫で容易に出血
舌	ピンクで潤いがあり乳頭あり	乾燥，乳頭消失，赤や白色への変化	非常に厚い白苔水疱や潰瘍
唾液	ミラーと粘膜の間に抵抗なし	抵抗が少し増す	抵抗が増し，ミラーが粘膜につく

（文献7より）

を行うことも重要である．

「口腔のみえる化」：口腔スクリーニングの活用

　摂食嚥下障害に歯科衛生士がかかわることの重要な役割として，口腔内の状況を情報共有として伝える役目がある．しかし口腔内の評価は職種により評価がバラバラで，しかも歯科専門職による評価は，他の職種にはわかりにくいことも多い．そのため当院では，「口腔のみえる化」として，口腔機能や状態を包括的かつ簡易に評価する口腔スクリーニングとして，ROAGを採用している．（表2）[7]．ROAGでは口腔機能を声，嚥下，口唇，舌，粘膜，歯肉，歯・義歯，唾液の8項目においてスコア化しており1〜3点で評価を行う．「声」については実際に発声してもらうことでコミュニケーション能力も同時に評価できる．「嚥下」については評価者の簡便な主観的評価で行われ，専門的介入に繋ぐ目安とすることも可能である．また，「粘膜」や「歯肉」，「歯・義歯」の項目を観察することで，非歯科専門職が口腔内を実際に観察する機会が得られ，歯周病所見の有無や，歯・義歯の汚染具合や適合具合などを大まかに評価できる．「舌」では舌苔や萎縮の観察などで舌のサルコペニアを推測することもできる．舌運動は摂食嚥下訓練には重要な要素となるため，観察，触診することはなにより重要である．また，「唾液」の評価では口腔内の乾燥から全身の脱水を疑うことができる．簡便なスクリーニングではあるが，専門

職種に繋ぐ重要なツールとなり，また重症度別にケアや介入方法をアルゴリズム化し，多職種で評価とケアを統一化できることは，臨床現場で利するところが大きい．定量的に評価することが可能なスクリーニングツールである．評価項目も3項目で比較的簡単な内容になっており，8〜24点までのスコア評価で，重症度分類も可能である（8点以下：問題なし，9〜12点：軽度〜中等度の口腔機能問題，13点以上：重度の口腔問題）．臨床でも少しずつ採用され始め，現在ではROAGの他にもOHAT（Oral Health Assessment Tool）も普及し始めている．病棟や施設，在宅医療などで用いることにより，多職種で口腔の問題を共有することが可能なツールとなっている．いずれも口腔管理やモニタリングなどにも適しており，歯科以外の職種でも慣れれば1分以内で評価可能なツールである．シーンに合ったものを使用することが肝要である．

摂食嚥下障害における，歯科衛生士の実際の取り組み

　摂食嚥下障害における歯科衛生士のアプローチの実際として，代表的なものに口腔ケアがある．口腔ケアは器質的口腔ケアと，機能的口腔ケアに分類される．器質的口腔ケアは主に口腔衛生改善や感染，誤嚥性肺炎予防を目的とした口腔ケアのことを指し，機能的口腔ケアは，口腔機能維持向上を目的とした口腔リハビリテーションのことを

指す．この2つのケアを組み合わせた口腔ケアにより口腔環境，口腔機能の両輪からのアプローチを行うことが重要であり，間接・直接訓練前に行うとより効果的である．また，口腔ケア方法においても，歯科衛生士が行う専門的口腔ケアと並行して，STや看護師などの介助者に情報提供や指導などを行い，良好な口腔環境，口腔機能が維持できるようにしておくことも重要である．また在宅場面においては，介助者が家族の場合もあるため，家族にもできる口腔ケアについても，わかりやすく，また安全に施行できるよう訓練，指導を行うことも重要である．

　また，前述した口腔スクリーニングを活用し，病棟管理を行うことも可能である．当院では担当看護師が定期的に口腔スクリーニングを行うことになっており，ハイリスク群においては歯科衛生士と連携できるシステムになっている．そして看護師の口腔スクリーニングにおいては摂食・嚥下障害看護認定看護師が定期的にチェックを行っており，歯科衛生士とも連携を取っている．ハイリスク群においては対策を講じ，頻回の口腔ケアや吸引，口腔内確認などを行い，病棟全体においても各患者担当がモニタリングを行うことにより状態変化に臨機応変に対応することが可能である．また，当院はリハビリテーション前にも必要に応じて口腔内確認や義歯装着の確認などを行い，痰量の多い患者などは，リハビリテーション前に吸引や，状況によっては多職種による口腔ケア後にリハビリテーションを実施してもらう場合もある．汚染されたままの口腔内や，義歯未装着，口腔内乾燥で舌や口唇が動かないままでのリハビリテーションは効果も半減してしまうからである．また，OTとの連携により自助具を用いた口腔ケア方法について検討を行い，清掃効率について評価を行うことも有意義な連携のひとつである．

摂食嚥下障害，失語症，歯科，ST介入拒否の症例から～根気良くかかわることの重要性

　症例は65歳，男性．左被殻出血の患者A氏．妻が帰宅した際，体動，発語不能．JCS 3桁の意識障害があり，開頭血腫除去術施行，右片麻痺，失語症，高次脳機能障害，高血圧，未治療の2型糖尿病，症候性てんかん，うつ病，喀痰多く酸素投与あり，誤嚥性肺炎発症．リハビリテーション，加療目的にて21病日に当院入院となった．入院時は意識障害JCS II-20，嚥下Gr 2レベル，喚語困難，失行症状あり．舌運動制限．身長171 cm，体重56.7 kg，BMI 19.2（病前体重62 kg．1か月で体重減少率8.5%）入院時のMNA 4点（低栄養）．経鼻経管栄養1,200 kcal．術後の侵襲，不十分なタンパクエネルギーがあるも，チューブ自己抜去頻回にあり，嚥下訓練は拒否．口腔内においてもROAG 19点（13点以上：重度の口腔問題）．口腔内汚染著明．開口拒否によるケア不徹底，口腔乾燥，喀痰固着，口腔周囲筋の拘縮，う歯，残根多数，歯周病所見あり．そして絶飲食による口腔周囲筋の廃用，オーラルサルコペニア，物理的刺激の消失．歯科介入拒否．家族によると，背景に10年ほど前の歯科治療時，麻酔で気分不良となり，それ以降歯科医院を受診していないとのことで，その影響か特に口腔に触れる歯科衛生士，STに拒否姿勢が強くみられた．リハビリテーションの拒否もあり積極的リハビリテーション困難，それに伴う廃用症候群が懸念されていた．A氏の目標として，① 経口摂取と体重増加，② 離床（リハビリテーションへの参加），③ 口腔ケア（拒否なく施行できる．本当は歯科治療まで），④ 多職種での情報共有としていたが，実際はリハビリテーション拒否（参加拒否），栄養拒否（経管栄養自己抜去，嚥下訓練拒否），口腔ケア拒否（門前払い，鏡越しに手で出ていけとジェスチャーを受ける），であった．嚥下訓練はSTを女性から男性へ変更することで訓練は少しずつ進み，**図2**の経過をたどっていくが，96病日に2,000 kcalのエネルギーコントロール制限の嚥下食が経口摂取が可能となり，起立着座訓練が30回可能となるも，歯科衛生士の介入だけは変わらず門前払いだった．しかし124病日，初めて穏やかな挨拶ができ，129病日，

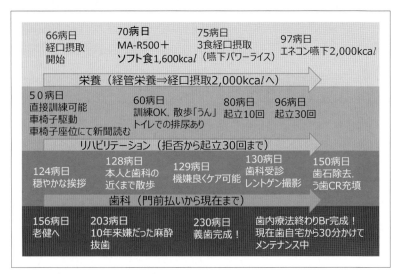

図 2. 入院期間中の臨床変化(ADL・栄養・口腔)

初めて機嫌良く口腔ケアを受けてもらえ，130病日に初めて歯科受診が可能となった．156病日に老人保健施設(以下，老健)へ移られるも，訪問診療で継続し，230病日に義歯(取り外しのできる可撤式義歯，入れ歯)が完成する．しかし本人による義歯着脱が難しく，在宅復帰された後に根気良く通院，その頃には切削器具使用による歯科治療も可能となり，歯内療法を受け，Br(取り外しのできない固定式義歯，ブリッジ)装着，補綴治療も克服され，義歯からも卒業することができた．その後も家族とともにメンテナンスで来院が継続できており，老健でのショートステイの際には，自分の口腔内が異常ないか，ジェスチャーで聞かれるようにもなった．

A氏は「も」と「こ」の二言しか発語が出ない．しかし今では冗談も言える仲になることができ，歯科受診も楽しみにしてくれるようになった．最終的にROAG評価は声1，嚥下1，粘膜1，舌1，歯肉2，歯・義歯2，唾液1，口唇1のtotalスコアは10点となった．そして，本来の繊細な性格も取り戻され，飾ってある花を生け直し，他の入所者とも笑顔でコミュニケーションをはかれるようになった．義歯からBrに変更になってからも，摂食状況についてジェスチャーで詳細を教えてくれるようになり，最終的には常食摂取が可能となった．背景には十分な栄養補給が可能になったことと，リハビリテーションが進み，車椅子に乗車し

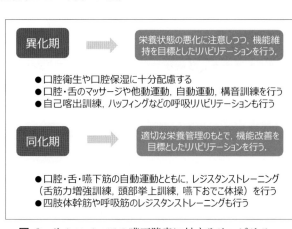

図 3. サルコペニアの嚥下障害に対するリハビリテーション

(文献8より)

少しずつ好きな場所へ移動が可能になってきたことなどで余裕ができてきたのではないかと考えられる．口腔機能も向上し，かかりつけ歯科も持てるようになったことは，生涯の経口摂取維持に大きく影響しているのではないかと思っている．

終わりに～攻めの口腔管理を

図3に全身状態を鑑みたうえでのサルコペニアの嚥下障害に対するリハビリテーションとして，どのようなかかわりをすべきか，歯科衛生士からアプローチすべき点において示す．異化期においては口腔衛生や保湿，感染予防に十分配慮し，口腔周囲や舌のマッサージなどの他動運動，自動運動，構音訓練などを行い，自己喀出訓練やハッ

フィングなどの呼吸リハビリテーションなどを行い，患者の負担を考慮しながら少しずつ訓練を進めていき，同化期では適切な栄養管理のもとで，機能改善を目標としたリハビリテーションを行うことを目標とし，口腔，舌，嚥下筋の自動運動とともに，舌筋力増強訓練や頭部挙上訓練，嚥下おでこ体操など，各種レジスタンストレーニングを行っていく．これらは機能維持向上として，とても重要である．機能低下は廃用により急激に進行する．会話や笑うことなど，コミュニケーションも積極的に取り入れながら，器質的，機能的口腔ケアをうまく取り入れることにより，間接的，直接的嚥下訓練をより充実させ，生涯経口摂取を維持できるよう，多職種で取り組んでいくことが重要である．

文　献

1) 白石　愛：歯科衛生士が関わる摂食嚥下障害ケア．鈴木隆雄(編)，サルコペニアの臨床と基礎，pp. 155-162，真興交易医書出版部，2011.

2) Yoshimura Y, et al：Sarcopenia is associated with worse recovery of physical function and dysphagia and a lower rate of home discharge in Japanese hospitalized adults undergoing convalescent rehabilitation. *Nutrition*, 61：111-118, 2019. doi：10.1016/j.nut.2018.11.005. Epub 2018 Nov 22.

3) 栢下　淳：診療時にできる老嚥の評価：EAT10. *Mod Physician*, 35(12)：1427-1430, 2015.

4) 飯島勝矢：虚弱・サルコペニア予防における医科歯科連携の重要性—新概念『オーラルフレイル』から高齢者の食力の維持・向上を目指す．日補綴歯会誌，7：92-101, 2015.

5) Shiraishi A, et al：Prevalence of stroke-related sarcopenia and its association with poor oral status in post-acute stroke patients：Implication for oral sarcopenia. *Clin Nutr*, 37(1)：204-207, 2018. doi：10.1016/j.clnu.2016.12.002. Epub 2016 Dec 10

6) 松尾浩一郎：摂食嚥下機能と老嚥，誤嚥．藤本篤士ほか(編著)，老化と摂食嚥下障害，pp. 77-83, 医歯薬出版，2017.

7) Andersson P, et al：Inter-rater reliability of an oral assessment guide for elderly patients residing in a rehabiritation ward. *Spec Care Dentist*, 22：181-186, 2002.

8) 若林秀隆：リハビリテーション栄養ポケットガイド(改訂版)．p. 25, 株式会社ジェフコーポレーション(発行)．株式会社クリニコ(提供)．2017.

特集／摂食嚥下障害患者の食にチームで取り組もう！

摂食嚥下障害ケア（PT）

金井秀作[*1] 岡村和典[*2] 北風草介[*3]

Abstract 従来から理学療法士（以下，PT）は，誤嚥の結果生じた肺炎などの呼吸障害に対する呼吸理学療法や，誤嚥性肺炎の発症による長期臥床の結果生じた廃用症候群に対する運動療法を通して，嚥下障害を抱える患者の治療に携わってきた．しかし近年，嚥下障害に対するチームアプローチの中で，PT は嚥下に関係する身体機能の改善を目的とした運動療法や，嚥下機能の低下を補うための姿勢調節を主とした環境整備などに専門性を発揮することも期待されている．
本稿では，摂食嚥下障害に対する理学療法の代表的手技として運動療法，姿勢調整，物理療法について最近のトピックを加えて紹介している．さらにチームアプローチにおける姿勢調整を担う PT の役割について実践例を通じて他職種でも参考になるよう介入のポイントを述べる．

Key words チームアプローチ（team approach），理学療法（physical therapy），姿勢調整（posture correction），座位姿勢評価（sitting posture assessment）

はじめに

嚥下障害とは，口腔内の水分，食塊を下咽頭，食道を経て胃へ送り込む一連の嚥下運動の障害と定義され[1]，脳卒中や神経筋疾患，加齢などによって発症する．嚥下障害の治療にはチームアプローチが重要であり，脳卒中治療ガイドライン2015[2]においても，嚥下障害に対するリハビリテーションを多職種で連携して包括的に行うことが強く勧められている（グレード A）．

従来から理学療法士（以下，PT）は，誤嚥の結果生じた肺炎などの呼吸障害に対する呼吸理学療法や，誤嚥性肺炎の発症による長期臥床の結果生じた廃用症候群に対する運動療法を通して，嚥下障害を抱える患者の治療に携わってきた．しかし近年，嚥下障害に対するチームアプローチの中で，PT は嚥下に関係する身体機能の改善を目的とした運動療法や，嚥下機能の低下を補うための姿勢調節を主とした環境整備などに専門性を発揮することも期待されている．このような背景から，日本理学療法士協会では2015年にそれまでの12分科学会と5理学療法部門に加え，栄養・嚥下理学療法部門を含む5部門を新たに組織した．2016年には2,409人であった栄養・嚥下理学療法部門の登録会員数は，2年間で4,788人（2018年10月）にまで増加し，この領域における注目が徐々に高まっていることが窺える[3]．

本稿では，摂食嚥下障害に対する理学療法の代表的手技とチームアプローチにおける姿勢調整を担う PT の役割について述べる．

[*1] Shusaku KANAI, 〒723-0053 広島県三原市学園町1-1 県立広島大学保健福祉学部理学療法学科, 教授
[*2] Kazunori OKAMURA, 同, 助教
[*3] Sosuke KITAKAZE, 医療法人社団知仁会メープルヒル病院, 理学療法士

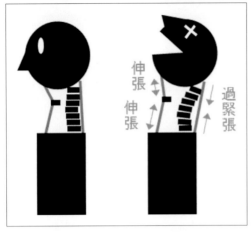

図 1. 頸部の過伸展による嚥下機能への影響
頸部後面の筋の過緊張によって頸部が過伸展状態になると,舌骨上筋群が伸張位となり下顎の運動が制限される.また,舌骨下筋群が伸張位となることで喉頭挙上が制限される.

摂食嚥下障害に対する理学療法

1. 運動療法

嚥下障害を抱える患者は努力性の嚥下や呼吸をしていることが多いため,頸部の筋の過度な緊張によって関節可動域制限をきたしやすい.例えば,頸部前屈の可動域制限によって頸部が過伸展状態になると,顎関節の可動性低下と舌骨筋および喉頭の運動制限を招き,嚥下機能が低下する(図1).マッサージやストレッチなどによって頸部筋のリラクセーションをはかり,頸部の関節可動域を確保することが重要である.

また,運動療法としての呼吸理学療法も重要である.嚥下機能は呼吸機能に密接に関係し,例えば,息こらえは口腔や咽頭内圧を上昇させることによって嚥下時の力となり,咳嗽は誤嚥を防ぐ防御機構として働く[4].特に咳嗽は咽頭残留物の除去に重要であり,咳嗽力の評価は誤嚥性肺炎を予防するための重要な指標となる.Kimuraら[5]は脳卒中患者を対象とした研究によって,嚥下障害のある者は嚥下障害のない者に比べ咳嗽力が優位に低下していたことを報告している.同研究では予備吸気量の咳嗽力に対する寄与率が50%であったことも示されている.そのため,咳嗽力強化のためには咳嗽そのものの練習に加え,胸郭可動域練習などの呼吸理学療法が必要となる.また近年,Parkら[6]のランダム化比較試験によって,呼気筋の筋力増強トレーニングが嚥下に関係する筋の筋力増強にも有効であることが明らかにされた.他にも,呼気筋の筋力増強トレーニングによって舌骨上筋群の筋活動を誘発できることを筋電図学的に確認した報告[7]や,4週間の呼気筋トレーニングによって誤嚥のリスクが軽減することを明らかにした報告[8]も存在する.これらの報告は,嚥下障害に対する呼気筋の筋力増強トレーニ

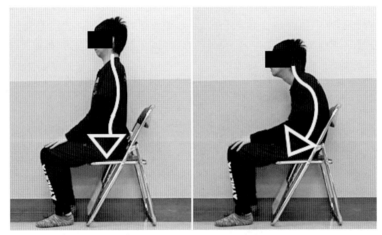

図 2. 高齢者に多い座位姿勢
右図では骨盤後傾,胸腰椎屈曲により頸椎が伸展し,舌骨筋群が伸張される.

ングの有効性を支持するものである.

2. 姿勢調節

姿勢と嚥下機能との関係は深く，例えば高齢者に多い図2のような座位姿勢(骨盤後傾，胸腰椎屈曲，頚椎伸展)は，図1と同様に舌骨下筋群を伸張し舌骨を後方へ引き下げる．これにより喉頭挙上や舌の動きが制限され，嚥下機能が低下する．また，脳卒中患者の頭部は健側を向いていることが多いが，頭頚部の回旋は回旋側の梨状陥凹を潰し食塊移送を減少させるため，このような脳卒中患者の姿勢は麻痺側へ食塊を誘導し誤嚥に繋がりやすい．

PTには姿勢への介入を通し，低下した嚥下機能を代償することや誤嚥の予防をはかることが期待されている．以下に代表的な姿勢調節の方法を紹介する．

1) リクライニング座位

リクライニング座位によって，食塊は咽頭後壁方向への重力を受けながら移送されることになる．これにより，気道と食道の位置関係から誤嚥のリスクが軽減する．

2) 頚部屈曲

上述のように，頚部伸展位は嚥下時の喉頭挙上や舌運動を制限し誤嚥のリスクを増加させる．また，咽頭と気管の位置関係が直線的になることや，頚椎が食道上部を圧迫し食道が狭小化することも誤嚥の原因となる．ヘッドレストや枕を調節し，頚部屈曲を保つことが重要である．また，図2のような座位での頚部伸展は下位関節からの運動連鎖によって引き起こされることも多く，この場合は骨盤後傾の是正を主としたシーティングによって対応する．

3) 頭頚部回旋

片麻痺患者に対し頭頚部を麻痺側に回旋させると，麻痺側への食塊移送が減少する．つまり，麻痺側で生じている嚥下障害を非麻痺側で代償することができるため，臨床的に多用されている姿勢調節方法である．しかし，頭頚部回旋30°をリクライニング座位45°と組み合わせた場合に誤嚥の

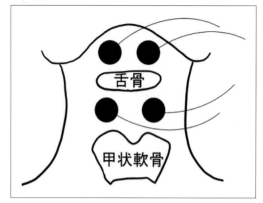

図 3. 舌骨上・下筋群へ神経筋電気刺激を行う際の表面電極貼付位置の例
表面電極(黒丸)を左右の舌骨上筋群，舌骨下筋群に貼付する．

リスクが増加する可能性を示した報告も存在する[9]．臨床的には頭頚部回旋をリクライニング座位や頚部屈曲と組み合わせた姿勢調節を行うことも多いが，嚥下造影検査などを用いたリスク管理のもと，個々のケースに適した姿勢調節を行っていく必要がある．

3. 物理療法

神経筋電気刺激(NMES)は，PTが扱う物理療法の代表である．これは，運動神経や神経筋接合部を経由した電気刺激によって対象とする筋の活動を誘発するものであり，筋力強化や筋再教育などに用いられている．NMESは嚥下障害に対しても適応とされ，メタアナリシスによってその有効性が支持されている[10]．嚥下障害に対するNMESでは，表面電極を用いて舌骨上筋群や舌骨下筋群を刺激する方法がよく用いられる(図3)．Limら[11]のランダム化比較試験によると，NMESを併用した4週間の嚥下リハビリテーションが，冷覚刺激を用いた従来の方法を上回る効果を示したことが報告されている．嚥下障害に対するNMESの効果については，レジスタンストレーニングとしての効果が重要視されており[12]，舌骨上筋群の筋力増強によって嚥下機能が改善すると考えられている．

一方，筋力増強とは別に，嚥下機能にかかわる中枢神経系の改善を目的とした電気刺激療法も存在する．これは感覚神経への刺激を通して，中枢神経系の可塑的変化を期待する方法である．Fraser

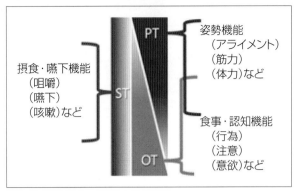

図 4. リハビリテーション職種による
摂食嚥下障害への介入

ら[13]や Jayasekeran ら[14]は，咽頭粘膜への電気刺激によって嚥下時食塊移送が改善したことに加え，経頭蓋磁気刺激による咽頭筋の誘発電位の振幅が増加したことを確認している．これは健側半球の興奮性増加に伴う嚥下機能の改善を示唆する知見であり，中枢神経系への作用を期待した電気刺激療法の有効性を支持するものである．近年は咽頭電気刺激に経頭蓋磁気刺激を組み合わせることによって，その効果を増強させるといった取り組みも紹介されている[15]．

チームアプローチでの PT の役割

前述したように PT が実践している摂食嚥下障害に対するアプローチは疾患別リハビリテーションの対象すべてに関係することからみても多岐にわたっている．その中で従来基本的動作能力の代表である歩行については疾患別，重症度別，発達・老化など広い領域においても共通の問題点としてこれまで多くの検証がなされており，PT の関心が高いことは周知の事実である．しかしながら，摂食嚥下動作については一般に応用動作との認識が強いためか PT の関心度は徐々に上がってはいるものの他の基本動作に比べ低い．行為としての詳細は作業療法士（以下，OT）に委ねる部分が大きいとしても，歩行能力を上げるためにはエネルギー補給としての摂食嚥下が重要であり，さらに歩行能力の向上の結果として摂食嚥下の自立が得られることを常に PT は認識することが重要である．その一例として，介護予防事業「運動器の機能向上」の効果を評価するアセスメントセットとして日本理学療法士協会が開発した E-SAS（イーサス）があるが，その中に入浴動作は含まれるものの，食事（摂食嚥下）に関するものは項目として挙げられていない．

摂食嚥下障害のリハビリテーションにおける主たる専門職は言語聴覚士（以下，ST），OT，PT であり，図4のようにお互いの介入目的がリンクし合う中でのアプローチになるため，病院や施設の人員配置によってはすべてを OT もしくは ST のみで行うケースも多い．特に積極的治療介入が必要な急性期ではない維持期の臨床現場においては，最も患者の生活支援に近い存在である看護師や介護福祉士からの相談は他のリハビリテーション職種に比べて PT は少ないと思われるが，その中でも姿勢調整，すなわちポジショニングについての PT への期待は急性期・維持期を問わず大きい．

ここでは関係職種から期待される PT の介入ポイントを他職種との協同が前提である維持期における姿勢への介入に特化して紹介し，PT による運動療法や物理療法は割愛した．

1. 摂食嚥下障害ケアでの姿勢問題

特に対象が高齢者や認知症のケースであれば，問題点解決のリーズニングの流れでチームとして"PT に相談"が求められた場合，多種多様な PT の手技の中で必要とされるのは特別な手段ではなく"姿勢"であることが多い．

例えば，図5のフローチャートは岡村ら[16]により開発された OT および病棟スタッフ（看護師および介護福祉士など）の視点での摂食嚥下リハビリテーションにおける各課題のリーズニングフローチャートである．図5-①は食事中の「食事の中断」という問題点に対するリハビリテーションアプローチでのリーズニングフローチャートの一部である．同じく図5-②は食事中の「食べこぼし」に対するフローの一部だが，やはりキーワードは"姿勢"であることがわかる．

表1は，前述の各問題点に対するリーズニングフローの流れで「PT に相談」となった場合の姿勢介入を前提とした PT 対応のポイントを示してい

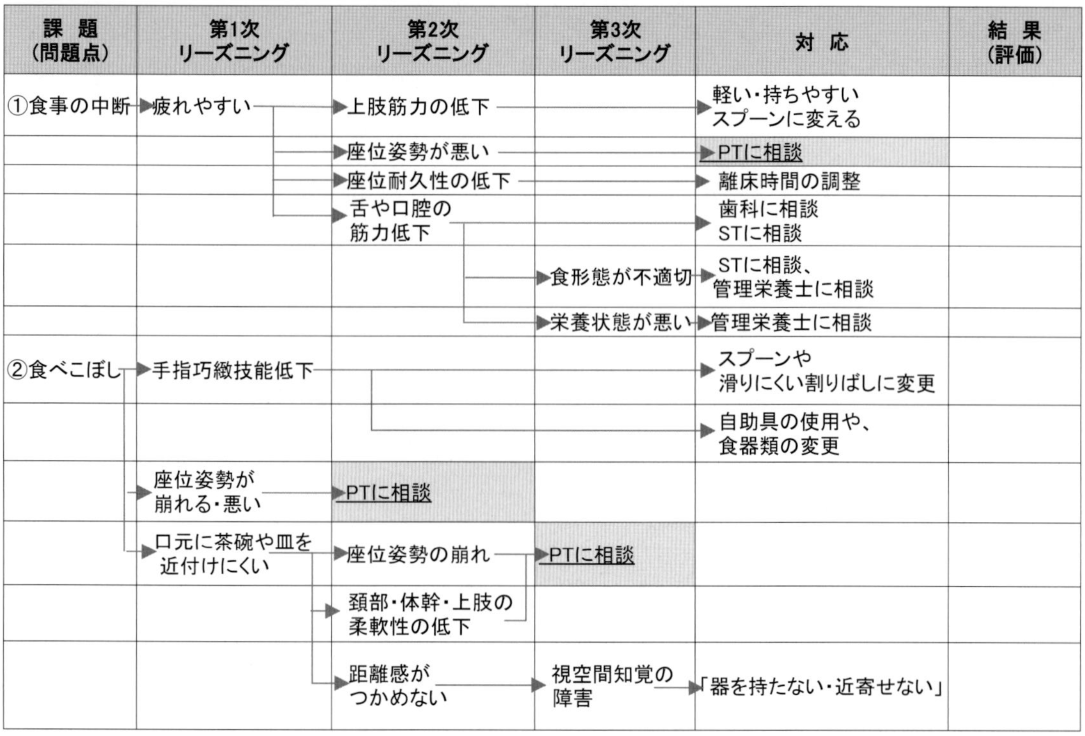

課題 (問題点)	第1次 リーズニング	第2次 リーズニング	第3次 リーズニング	対 応	結 果 (評価)
①食事の中断	疲れやすい	上肢筋力の低下		軽い・持ちやすい スプーンに変える	
		座位姿勢が悪い		PTに相談	
		座位耐久性の低下		離床時間の調整	
		舌や口腔の 筋力低下		歯科に相談 STに相談	
			食形態が不適切	STに相談、 管理栄養士に相談	
			栄養状態が悪い	管理栄養士に相談	
②食べこぼし	手指巧緻技能低下			スプーンや 滑りにくい割りばしに変更	
				自助具の使用や、 食器類の変更	
	座位姿勢が 崩れる・悪い	PTに相談			
	口元に茶碗や皿を 近付けにくい	座位姿勢の崩れ	PTに相談		
		頚部・体幹・上肢の 柔軟性の低下			
	距離感が つかめない	視空間知覚の 障害		「器を持たない・近寄せない」	

図 5. 総合食事リハ・リーズニングフローチャート（一部抜粋）
食事場面でのリハビリテーションアプローチ

表 1. 姿勢不良・崩れ対応のポイント

対応のポイント	評 価	補 足
Ⅰ. 不良姿勢と安楽姿勢を見極め易疲労性の有無を確認する(A).	A) 座位保持の耐久性評価 　a)主観的疲労感　　b)バイタルサイン　　c)SpO₂ 　d)肺機能(Flow-Volume 曲線，胸郭拡張など)	A) 安楽な姿勢が結果的に不良姿勢を生じさせた場合，短絡的な姿勢矯正は逆効果になることが多いので注意が必要.
Ⅱ. 三次元的に体幹を観察する(B，C，D). 前後・左右・回旋において可能な限り正中位に修正する. 特に頚部の屈伸角度には注意.	B) 姿勢の矢状面正中評価 　a)頭部前屈・後屈　　b)頚部前屈・後屈 　c)腰背部体幹前屈・後屈　　d)骨盤前傾・後傾 　e)股関節屈曲 C) 姿勢の前額面正中評価 　a)頚部側屈(左・右)　　b)腰背部体幹側屈(左・右) 　c)骨盤側傾(左・右) D) 姿勢の水平面正中評価 　a)頭部回旋　　b)上体回旋　　c)骨盤回旋	B〜E) 静的(全介助状態)な姿勢を確認した後，動的(食事動作中)な姿勢も確認すること.
Ⅲ. 土台である骨盤から下の接触面をまず確認する(E). 自由度と反比例するように接触面を縮小させる.	E) 接触面(固定性)評価 　a)足底接地状態　　b)殿部・大腿部接地状態 　c)背もたれ接地状態　　d)肘掛け接地状態 　e)頭部(ヘッドレスト)接地状態	
Ⅳ. 介入のための問題点の整理 　身体への自動運動の促しにより機能改善を行う. もしくは環境・物的調整により機能代償を行う.	F) 身体機能評価 　a)全身持久力訓練　　b)筋力訓練 　c)関節可動域訓練など G) 環境評価 　a)アンカークッション　　b)イス・車椅子調整 　c)テーブル高　　d)自助具適応など	障害予後により機能改善と機能代償の介入割合は異なる.

MB Med Reha No.238 2019

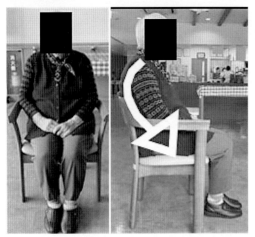

図 6．姿勢不良があっても食事行為に問題がないケース

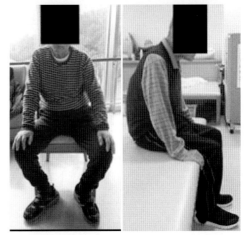

図 7．慢性閉塞性肺疾患（左）と脊柱圧迫骨折（右）

る．大きく3点で分けて【易疲労性】，【姿勢不良への介入】，【介入のための問題点の整理】としている．

2．易疲労性

通常，易疲労性の改善のためには耐久性体力の向上を目的とした全身持久力もしくは筋持久力訓練などが選択肢に挙がるが，ここでは姿勢不良に起因するという視点でポイントを述べる．図6のケースの方は若干の食べこぼしがあるが，食事は自立しており前額面の姿勢も正中位にあり，食事行為として問題はないと判断できる．一方で，矢状面でみると骨盤が後傾しており過度に背もたれにもたれているようにもみえる．しかし，"今"食事が上手にできているのであれば，これはセラピストが介入する事案ではないことは明確である．

同じように疾患によってはその姿勢が楽（症状を和らげるための姿勢）だから，その姿勢になっていることもあるので安易に姿勢を補整するとかえって耐久性が下がる可能性があることに注意が必要である．その例として図7に慢性閉塞性肺疾患（左）による胸式呼吸と圧迫骨折（右）による円背変形を示している．それぞれの疾患に対する訓練の詳細は省略するが疾患に起因する一次的機能障害から二次的機能障害として生じているそれぞれの姿勢不良については，一次的機能障害である筋力などの改善にあわせて姿勢に対する介入を行うことは有効であるが，短絡的に二次的機能障害である姿勢を補整したところで一次的機能障害が改善するとは限らずかえって耐久性の低下を招くことが多い．

3．姿勢不良への介入

図8, 9は正中位評価とその介入の実例ポイントである．80歳代パーキンソン症候群のケースで，前額面，矢状面，水平面の視点で骨盤を基準として観察している．その結果，体幹が右に傾斜，骨盤とともに体幹後傾，足底がフットレスト上で不完全接地であることがわかる．なお，すべてのケースで水平面のチェックが必要とは限らないが，食器などの位置関係を確認するうえで水平面での確認はかなり有効と思われる．

介入ポイントについても評価と同様に前額面，矢状面，水平面での視点で実践している．まず体幹の右側に三角柱のクッションを入れ，前額面で体幹を正中位に修正している．さらに写真では確認できないが丸めたタオルを骨盤の上部に入れることで骨盤と体幹の後傾が改善している．また足台を使用することで足底が全面接地となり自然に重心が前方へ移動していることが確認できる．

姿勢を安定させることを目的として，クッションやアンカーを多用すると身体の接触面の拡大とともに固定度は増す[17]が，その分動きの自由度が下がることが多い．すなわち結果的に摂食嚥下などの自発的動作を妨げることがあるため，良肢位のための身体固定度と自立度の関係には配慮が必要である（図10）．

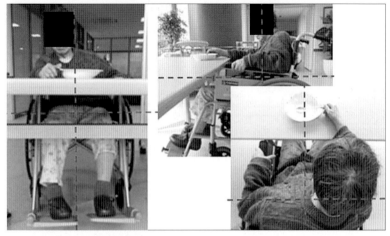

図8. 姿勢評価のポイント

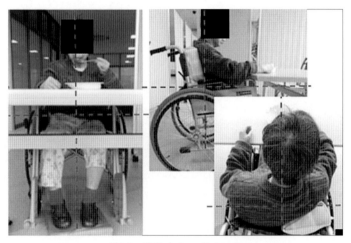

図9. 姿勢介入のポイント

4. 介入のための問題点の整理

廃用症候群や運動麻痺に起因する運動機能低下の改善をはかる場合，低下した筋力や関節可動域を改善する理学療法が当然主となるが，認知機能が低下しているケースにおいては本人の協力が得られないことが多いのが現実である．その結果，認知症などを有するケースにおいては運動などの訓練よりもクッションなどを用いた介入のほうが有効であることが必然的に多くなる．しかし，認知機能に問題がない，もしくは改善傾向にあるケースにおいては，当然ながら機能回復を目的とした介入を積極的に行うことが大前提であることはいうまでもない．

また姿勢介入の目的のほとんどは摂食嚥下動作の自立もしくは介助量軽減であるため，動作の向上に意識が集中することは当然であるが，摂食嚥

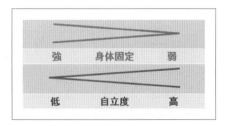

図10. 身体固定と自立度
骨盤以下の固定・安定は大前提とし，上部体幹と頭頸部の固定は対象者の自立度を配慮する．

下の本来の目的は栄養補給であることをPTは忘れてはならない．栄養不良状態の症例については全介助でも栄養補給が優先となることは多々あることであり前述の認知機能と同様に栄養状態がどのレベルにあるのかPTは把握することが重要である．特に身体計測指標のみでは見落とすことが

表 2. 体幹機能（SIAS 抜粋）

No. 17）垂直性 verticality test	No. 18）腹筋 abdominal MMT
0：座位がとれない.	車椅子または椅子に座り，殿部を前にずらし，体幹を45°後方へ傾け，背もたれによりかかる.大腿部が水平になるように検者が押さえ，体幹を垂直位まで起き上がらせる．検者が抵抗を加える場合には，胸骨上部を押さえること.
1：静的座位にて側方性の姿勢異常があり，指摘・指示にても修正されず，介助を要する.	
2：静的座位にて側方性の姿勢異常（傾きで15°以上）があるが，指示にてほぼ垂直位に修正・維持可能である.	0：垂直位まで起き上がれない.
3：静的座位は正常.	1：抵抗を加えなければ起き上がれる.
	2：軽度の抵抗に抗して起き上がれる.
	3：強い抵抗に抗して起き上がれる.

多いとされるクワシオルコル型低栄養（脂肪組織や骨格筋は比較的保たれている）[18]では，管理栄養士など他職種からの情報が必須である.

5．体幹機能評価

水飲みテストなどに代表される摂食嚥下の機能としての評価やFIMなどに代表される行為としての評価も昨今では一般に知られている[19]ため割愛するが，姿勢評価として必ずPTが主眼を置く体幹機能の評価については確立されたものは数少ない．よって前述の骨盤を基準とした正中位の姿勢評価では，個別性が高いためROM評価は別として"姿勢の崩れ"の程度については主観的評価にならざるを得ないことが多い．しかし，原則座位での行為である摂食嚥下動作の根幹を成す体幹機能の客観的機能評価は有用であり，再現性が高い評価法としてtrunk control test[20]およびtrunk impairment scale；TIS[21]が挙げられる．特にTISは静的項目，動的項目，協調性項目の3大項目から構成されており，0〜23点の間隔尺度のデータとして扱えるため汎用性が高い．しかしながら17項目にわたる評価でもあるため簡易とはいえずセラピストが在勤していない介護療養施設などにおいては，簡易版として本来脳卒中の評価セットであるSIAS[22]からの2項目（**表2**）を推奨している．運動評価である以上，対象者の協力が必要という難点はあるがいずれも再現性の高い評価なので活用して頂けたら幸いである.

文　献

1）伊藤正男ほか（編集）：医学書院医学大事典第2版．医学書院．2009.

2）脳卒中ガイドライン委員会：脳卒中治療ガイドライン2015．共和企画．2017.

3）日本理学療法士学会　栄養・嚥下理学療法部門ホームページ：〔http://jspt.japanpt.or.jp/jsptns/info/enrollment.html〕（2019年3月28日閲覧）

4）酒井康成：脳卒中患者における呼吸機能と嚥下の関係性．森若文雄（監），姿勢から介入する摂食嚥下．pp.180-188，メジカルビュー社，2017.
Summary 摂食嚥下障害に対して姿勢調節異常の観点でアプローチする方法を系統立てて解説しており，PTのみならず他の関係職種にとっても参考になる優れた書である.

5）Kimura Y, et al：Differences in the peak cough flow among stroke patients with and without dysphagia. *J UOEH*, **35**：9-16, 2013.

6）Park JS, et al：Effect of expiratory muscle strength training on swallowing-related muscle strength in community-dwelling elderly individuals：a randomized controlled trial. *Gerodontology*, **34**：121-128, 2017.

7）Wheeler KM, et al：Surface electromyographic activity of the submental muscles during swallow and expiratory pressure threshold training tasks. *Dysphagia*, **22**：108-116, 2007.

8）Pitts T, et al：Impact of expiratory muscle strength training on voluntary cough and swallow function in Parkinson disease. *Chest*, **135**：1301-1308, 2009.

9）Ota K, et al：Effect of postural combinations－the reclined seated position combined with head rotation－on the transport of boluses and aspiration. *Jpn J Compr Rehabil Sci*, **2**：36-41, 2011.
Summary 臨床現場よく課題となる食事時のリクライニング角度について，頸部回旋との組み合わせによって誤嚥危険度を高めることを示唆している.

10）Carnaby-Mann GD, Crary MA：Examining the evidence on neuromuscular electrical stimulation for swallowing：a meta-analysis. *Arch Otolaryngol Head Neck Surg*, **133**：564-571, 2007.

11) Lim KB, et al：Neuromuscular electrical and thermal-tactile stimulation for dysphagia caused by stroke：a randomized controlled trial. *J Rehabil Med*, **41**：174-178, 2009.

12) Ludlow CL：Electrical neuromuscular stimulation in dysphagia：current status. *Curr Opin Otolaryngol Head Neck Surg*, **18**：159-164, 2010.

13) Fraser C, et al：Driving plasticity in human adult motor cortex is associated with improved motor function after brain injury. *Neuron*, **34**：831-840, 2002.

14) Jayasekeran V, et al：Adjunctive functional pharyngeal electrical stimulation reverses swallowing disability after brain lesions. *Gastroenterology*, **138**：1737-1746, 2010.

15) Michou E, et al：fMRI and MRS measures of neuroplasticity in the pharyngeal motor cortex. *Neuroimage*, **117**：1-10, 2015.

16) 岡村　仁ほか：広島県循環型認知症医療・介護連携推進システム推進事業におけるOTを中心とする認知症食事リハビリテーション手技開発. 作療ジャーナル, **52**：468-470, 2018.

17) 日本リハビリテーション工学協会SIG姿勢保持（編）：小児から高齢者までの姿勢保持. pp. 147-170, 医学書院, 2007.

18) 栢下　淳, 若林秀隆（編）：リハビリテーションに役立つ栄養学の基礎. pp. 53-58, 医歯薬出版, 2014.
Summary　栄養学の基礎ならびに臨床現場でもすぐに役立つ疾患別の栄養療法が紹介されており, リハビリテーション関連職種がリハビリテーション栄養を学ぶうえで必読書である.

19) 藤島一郎：摂食嚥下障害に対するリハビリテーションの進歩. リハ医, **54**：648-651, 2017.
Summary　摂食嚥下障害のリハビリテーションについての総説であり重要な文献を多数紹介されており歴史的経緯がよく理解できる.

20) Verheyden G, et al：The Trunk Impairment Scale：a new tool to measure motor impairment of the trunk after stroke. *Clin Rehabil*, **18**：326-334, 2004.

21) C Collin, D Wade：Assessing motor impairment after stroke：a pilot reliability study. *J Neurol, Neurosurg Psychiatry*, **53**：576-579, 1990.

22) 千野直一ほか（編）：脳卒中の機能評価—SIASとFIM［基礎編］. 金原出版, 2012.

特集／摂食嚥下障害患者の食にチームで取り組もう！

摂食嚥下障害と食形態の関係

仙田直之*

Abstract 摂食嚥下障害を伴う高齢者を，① 自立しているが要介護状態に近づいた高齢者，② 誤嚥性肺炎の既往があり専門的なアプローチが必要な高齢者，③ 人工的水分・栄養補給法（artificial hydration and nutrition；AHN）を要する高齢者に分けて考えた．それぞれの段階でかかわるチームメンバー（職種）も少しずつ異なり，提供される食形態も少しずつ異なる．一方，5期モデルに沿って適切な食形態を考えると，先行期障害では見た目や形を維持しながら咽頭期障害にも配慮した食形態，準備期障害では刻み食に「とろみあん」をかけてまとめやすくする方法や高齢者ソフト食のように咀嚼と食塊形成を考慮した食形態，口腔期障害では咽頭への送り込み時間が短くなる食形態，咽頭期障害では嚥下反射惹起遅延，気道閉鎖不全，食道入口部の開大不全，咽頭クリアランス低下の組み合わせで，ゼリー状食品やとろみ状食品の適応が異なる．また，重度嚥下障害では誤嚥に配慮して極力たんぱくの少ない嚥下訓練食品から開始する必要がある．

Key words ゼリー状（jelly），とろみ状（thickness），食形態（food texture）

はじめに

摂食嚥下障害患者にも発達段階にある小児から人生の終末期にある高齢者まで様々な患者がいる．本稿では主に高齢者の摂食嚥下障害と食形態の関係について述べる．摂食嚥下障害を伴う高齢者は，① 自立しているが徐々に虚弱状態（フレイル）となり要介護状態に近づいた高齢者（二次予防事業対象者），② 誤嚥性肺炎の既往があり，摂食条件（食形態，食事姿勢など）の設定など専門的なアプローチが必要な高齢者，③ 摂食条件を工夫しても経口摂取のみでは1日の必要エネルギー量を確保できず，人工的水分・栄養補給法（artificial hydration and nutrition；AHN）を要する高齢者に分けることができる．それぞれの段階でかかわるチームメンバー（職種）も少しずつ異なり，提供される食形態も少しずつ異なる．まず，それぞれの段階における摂食嚥下障害の特徴やかかわる職種について述べた後に，摂食嚥下障害と食形態の関係を理解しやすいよう，Leopoldの提唱した摂食嚥下の5期モデル[1]に沿って病態に適した食形態について述べる．

高齢者の食支援

1．二次予防事業対象者

高齢者の80％が，後期高齢になると徐々に虚弱状態（フレイル）を経て自立機能を失い要介護状態へ進むと報告されている[2]．この虚弱高齢者を支援し，健康長寿を延ばす方法として，「栄養」「運動」「社会参加」の三本柱[3]を中心に据えた地域包括ケアシステムの構築が全国で行われている．この段階では，摂食嚥下機能は良いが認知症に伴う食欲低下など先行期障害が生じる高齢者，歯牙欠損により十分に咀嚼できない準備期障害の高齢

---

* Naoyuki SENDA，〒690-8522 島根県松江市西津田8-8-8 総合病院松江生協病院耳鼻咽喉科，部長

者，水分でむせが生じる軽度の咽頭期障害の高齢者がいる．

市町村，地域包括支援センターを中心に多職種がかかわり食支援の活動が行われている．また，歯科治療や口腔リハビリテーションを行う歯科医師，歯科衛生士もかかわり，主に先行期障害や準備期障害に配慮した食支援が行われているが，この段階では咽頭期障害に配慮した支援が充実しているとは言い難い．松江市で行われた65歳以上の要介護（要支援）認定を受けていない一般高齢者への調査（基本チェックリスト）の中で，水分にむせが生じる高齢者は2割程存在し，年齢に伴い増加する（図1）ことから，咽頭期障害に配慮した食支援をこの段階でも推進する必要がある．

2．誤嚥性肺炎の既往のある患者

脳血管疾患，変性疾患などで摂食嚥下障害のある患者，急性疾患の治療のために入院して臥床が長くなり廃用症候群として摂食嚥下障害が生じた患者，虚弱状態（フレイル）から栄養障害・サルコペニアが進行して摂食嚥下障害が生じた患者など，多くの患者が誤嚥性肺炎を発症して急性期病院に入院しキュアを受けるが，炎症が治まれば退院して在宅や老人介護施設でケアを受けることになる．この段階では，咽頭期障害も中等度であり，咽頭期にも配慮した食形態の工夫が余儀なくされ，医師，看護師，セラピスト，管理栄養士など専門職の介入が必要になる．病院では専門職も充実しているが，在宅や老人介護施設では十分でなく，介護支援専門員がその橋渡し役として重要な役割を担う．

3．人工的水分・栄養補給法（AHN）を要する患者

咽頭期嚥下障害が重度になり1日の必要エネルギー量を経口から確保できなくなれば，静脈栄養や経管による経腸栄養を併用せざるを得ない（図2）[4]．長期化すればCVポートの留置や胃瘻造設などを検討することになる．このような症例では，咽頭期に配慮した食形態の中でも均質な食形態を選択する必要がある．かかわる職種も胃瘻造設術

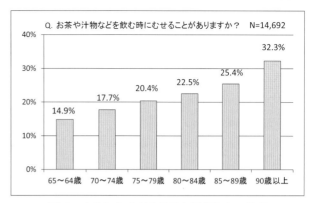

図1．水分にむせが生じると回答した一般高齢者の年齢別の割合
（平成28年度 松江市二次予防事業対象者把握事業実施報告書より）

を行う消化器科医や，場合によっては嚥下機能改善手術，誤嚥防止手術を行う耳鼻咽喉科医が介入する．

先行期障害

先行期は食行動の第一段階である．まず食欲が湧き，食物を認知して食事動作を理解し，食事動作を開始して食物を口まで運び体内に取り込んでいる．意識障害や高次機能障害があると食事動作をうまく行うことができないことがある．また，高齢化社会となり認知症に伴う摂食障害を診療する機会も増えている．

認知症のため口に取り込んでも摂食嚥下動作が開始されないと咀嚼機能障害と思いペースト状の食形態にすることがあるが，ペースト状では食物認知が低下して摂食嚥下動作が惹起されないことがある．そのような場合，環境整備など食形態以外の工夫をして，ある程度美味しそうな見た目と歯ごたえのある食形態に戻すことで，取り込み動作から咀嚼運動，嚥下運動と一連の動作が惹起されることがある．ただし，アルツハイマー型認知症はある程度最後まで嚥下機能が維持されるが，レビー小体型認知症はパーキンソン症候群を併発して早い段階から摂食嚥下機能障害が生じるので注意が必要である[5]．したがって，このような場合は普通食でも簡単な咀嚼で飲み込むことができるものを選択する工夫や高齢者ソフト食[6]のような見た目や形を維持しながら咽頭期障害にも配慮

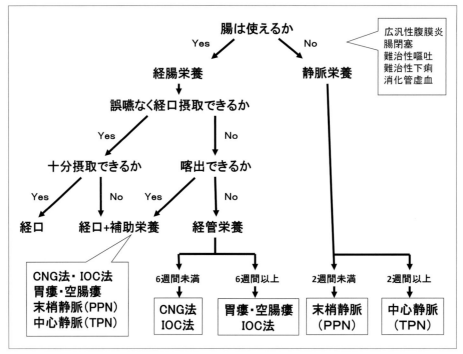

図 2. 栄養管理の選択法
CNG：Continuous Nasal Gastric tube feeding(持続的経鼻胃管栄養)
IOC：Intermittent Oral Catheterization(間欠的口腔経管栄養)
PPN：Peripheral Parenteral Nutrition(末梢静脈栄養)
TPN：Total Parenteral Nutrition(中心静脈栄養，完全静脈栄養)
(文献 4 より引用一部改変)

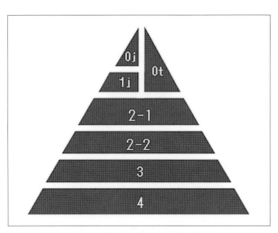

図 3. 学会分類 2013(食事)

した調理方法を検討されたい．

準備期障害

準備期は，口に入れた食物を噛み切り，噛み砕き，すりつぶしを行い(咀嚼)，バラバラにしながら舌や頬の運動で唾液と混ぜ合わせ，飲み込みやすい形態に再度まとめて(食塊形成)飲み込む準備を行う段階である．高齢者では残存歯数の減少と咬合力の低下に伴い咀嚼力が低下する．また，28歯以上天然歯を有する高齢者を対象にした調査では，舌運動速度と舌圧が咀嚼力に影響しているという報告もある[7]．その場合，刻み食を提供することが多くなるが，舌や頬の運動機能が低下していれば十分に食塊形成をすることができず，バラバラな状態で咽頭へ送り込まれるため，嚥下をしても咽頭に残りやすくなり誤嚥を誘発する．その解決策として刻み食に「とろみあん」をかけてまとめやすくする方法や高齢者ソフト食のように咀嚼と食塊形成を考慮した調理方法がある．

国内の食形態の共通言語として日本摂食・嚥下リハビリテーション学会嚥下調整食分類 2013(以下，学会分類 2013)(図 3)が作られた[8]．この中で，咀嚼ができない場合はコード 0～2 の食形態，舌と口蓋で押しつぶす能力がある場合はコード 3 の食形態，歯がなくても歯茎でつぶせる場合はコード 4 の食形態を選ぶと良い．いずれも飲み込むとき

にのどの奥に残らないよう，ばらけにくく，貼り
つきにくい工夫など食塊形成・咽頭への送り込
み，嚥下を考慮して調整した食形態としている．
特にコード 0j，1j はすでに食塊になっていること
が特徴であり，食塊形成が全くできない場合に利
用される．

口腔期障害

　口腔期は，舌を前方から後方に向かって口蓋に
押し付けて，飲み込みやすい形態にまとめたもの
（食塊）を咽頭へ送り込む段階である．しかし固形
物の場合，実際には咀嚼・食塊形成しながら少し
ずつ咽頭へ送り込んでおり，準備期と口腔期は
オーバーラップしている（プロセスモデル）[9]．し
たがって，舌の運動機能低下があると食塊形成を
しながら咽頭へ送り込む作業に時間を要する．

　一般的に最も飲み込みやすい食形態として「軟
らかく，密度・性状が均一である」，「ばらばらに
なりにくい」，「粘膜に付着しない」，「変形しやす
い」ことが推奨されている[10]．この条件を満たし
ている食品の 1 つにゼリー状食品（コード 0j）があ
る．ある咽頭期障害に対してコード 0j を咀嚼せず
に丸呑みするスライス法[11]は非常に有効である．
しかし，口腔期障害が主で，咽頭期の嚥下機能が
良い場合は再考する必要がある．ゼリー状の固形
物より液状のとろみ水のほうが早く咽頭へ送り込
まれ，スライスゼリーよりクラッシュゼリーのほ
うが早く咽頭へ送り込まれるという報告があ
る[12]．学会分類 2013（食事）では，コード 0j，1j よ
り液状に近いコード 0t，2 やクラッシュゼリーの
ほうが咽頭への送り込みは早くなる．学会分類
2013（とろみ）では，濃いとろみより薄とろみのほ
うが咽頭への送り込みは早くなる．

　耐久性が低下している場合，食事時間の延長に
より食事摂取量の低下が生じることもあるので，
咽頭への送り込み時間が短くなる食形態を考慮す
る．ただし，咽頭機能が低下している場合は誤嚥の
リスクが生じるので，十分な見極めが必要である．

咽頭期障害

1．嚥下のタイミングの遅れ（嚥下反射惹起遅延）

　食塊が咽頭に送り込まれると知覚神経（舌咽神
経，迷走神経）を通して延髄に情報が伝達され，反
射経路を介して嚥下にかかわる各筋肉を動かして
飲み込んでいる（嚥下反射）．これは大脳からの制
御も受けているため，知覚神経障害のみならず中
枢疾患でも情報伝達が遅れ，気道を閉鎖する前に
食塊が下咽頭まで流れ込み，誤って下気道に入る
こと（誤嚥）がある．これを代償する方法として，
とろみ調整補助食品を水分に混ぜて粘性を持た
せ，食塊がゆっくり咽頭へ進むようにして嚥下の
タイミングを合わせる工夫をする．この障害の場
合は口腔期障害の対応とは逆に，嚥下のタイミン
グが遅い人ほど，とろみ粘性を上げて対応する．
しかし，咽頭への送り込み障害のために嚥下のタ
イミングが合わなくなっている場合は，とろみ粘
度を下げたほうが良い．どの障害が主であるのか
見極める必要がある．

2．気道閉鎖（声門閉鎖，喉頭閉鎖，鼻咽腔閉鎖）不全

　嚥下反射が惹起されると咽頭や喉頭の各筋肉が
動き出す．まず，食塊が咽頭を通過する前に気道
を閉鎖する必要がある．軟口蓋が挙上して鼻腔と
咽頭との交通を閉鎖する（鼻咽腔閉鎖）．同時に咽
頭と下気道との交通を閉鎖するために両側声帯が
内転して声門を閉鎖する（声門閉鎖）．さらに，そ
の上にある喉頭披裂部と喉頭前庭が前後に接近し
て声門閉鎖を強化する．次に喉頭挙上運動と舌根
の後方移動により喉頭蓋が倒れ込み喉頭を閉鎖す
る（喉頭閉鎖）．この声門閉鎖と喉頭閉鎖が弱いと
下気道に食塊が入りやすくなる（誤嚥）．特に液体
は，その隙間から喉頭内や下気道に侵入しやす
い．水分にとろみを付けることで侵入しにくくす
ることができるが，一塊のゼリー状食品が最も侵
入しにくい[13]．ただし，不用意に咽頭へ送り込む
ケースでは，嚥下前にゼリー状食品を一塊のまま

表 1. ゼリー状食品の適応

障害の種類	ゼリー状食品が良い理由
咀嚼ができない ※咀嚼しないよう指示に従える	一塊の形状を保っている
食塊形成ができない	
気管との交通を閉鎖する力が弱い	スライスゼリーが一塊のまま咽頭を通過するので誤嚥や咽頭に残りやすい
咽頭から食道へ送り込む力が弱い	
食道入口部の開きが比較的良い	スライスゼリーが通過する程度の開大が必要

誤嚥・窒息することがあり，とろみ状食品のほうが良い場合もあるので注意が必要である．

3．食道入口部の開大不全

気道が閉鎖されると食道入口部が開く．この食道入口部にある輪状咽頭筋は，安静時には収縮して食道入口部を閉鎖しているが，嚥下反射が生じて延髄から信号が送られると弛緩して開きやすくなる．延髄外側症候群（Wallenberg-syndrome）のように延髄からの信号が正しく送られないと食道入口部が開かず食塊が通過しなくなる．また，食道入口部は喉頭の前上方運動に伴って開くのだが，その運動が低下する病態や頚椎が変形して咽頭を圧迫する病態では食道入口部が開きにくくなる．この場合，一塊のゼリー状食品は通過しにくく，細いところでも通るような液状のほうが通りやすい[13]．ただし，液状のものは声門閉鎖や喉頭閉鎖が弱いと気管に入りやすいデメリットも持ち合わせているので，一口量の調整や誤嚥した場合の喀出力を考慮する必要がある．

4．咽頭クリアランス低下

食道入口部にある輪状咽頭筋が弛緩しても食塊は食道に自然落下するわけではない．咽頭収縮筋の収縮および舌根の後方移動により咽頭腔が上から下に向かって狭くなることで，食塊を咽頭から食道へ送り込む推進力が生まれる．また，軟口蓋が鼻咽腔を閉鎖することで嚥下圧が保たれ，推進力を補助している．

この推進力が低下（咽頭クリアランス低下）する病態では，付着性の高い食品は咽頭に残りやすくなるため，付着性の低い食品を選択する．また，とろみ状食品は食塊の前半部分を食道に押し込むことができても後半部分が途切れて咽頭に残りやすくなるが，スライスゼリーは一塊のまま食道に送り込まれるので，食塊の前半部分を食道に押し込めば後半部分も食道に引き込まれて咽頭に残りにくくなる[13]．

嚥下訓練食品

摂食嚥下障害で最も注意すべきは誤嚥である．重度嚥下障害の患者に対して経口訓練を開始する場合，誤嚥する可能性が高いので，誤嚥時の組織反応や感染を考慮してたんぱく質を極力少なくした食品から開始する．これを学会分類2013（食事）ではコード0とした[8]．たんぱく質のないお茶や果汁を固形化補助食品（ゲル化剤）でゼリー状に固めた食品がコード0j，とろみ調整食品（とろみ剤）でとろみを付けた食品がコード0tである．コード0jとコード0tに分けたのは，前述したように病態によって適した食形態が異なるからである．

ゼリー状食品の最大のメリットは，それがすでに食塊になっていることである．食塊形成ができない，咽頭から食道へ送り込む推進力が弱く咽頭に残りやすい，喉頭閉鎖が弱く下気道に入りやすい場合に適している．しかし，それを咀嚼してバラバラにして刻み食のようにしてしまう場合は，咽頭に散らばり残りやすくなるため，とろみ状食品のほうが良い．また，食道入口部が開きにくい場合もゼリー状食品が通過しないため，液状のもの，とろみ状食品の適応になる．そして口腔から咽頭への送り込みがコントロールできない場合は，一塊のゼリー状食品が不用意に咽頭に落ちることや口腔外に押し出されてしまうこと，口腔内に溜め込んでいる間に離水してかえって危険なこともある．

最後に，ある病態に対してゼリー状食品の適応（表1）があっても，合併している病態の組み合わ

表 2. とろみ状食品の適応

障害の種類	とろみ状食品が良い理由
ゼリーを咀嚼してバラバラにするものの食塊形成ができない	咽頭から食道への送り込む力が弱い場合，バラバラのゼリーよりとろみのほうが咽頭に残りにくい
口腔から咽頭への送り込む力が弱い	ゼリーは口唇から漏れたり，不用意に咽頭へ落ちたり，長時間口腔に残り離水することがある．とろみは体幹角度の調整で送り込みやすくなる．
嚥下のタイミングが遅い	ゆっくり咽頭に入りタイミングを合わせやすい
食道入口部の開きが悪い	液状のほうが細いところを通りやすい

せによってはとろみ状食品の適応(**表2**)になり，その逆の場合もあるので十分に検討する必要がある．

文　献

1) Leopold NA, et al：Swallowing, ingestion and dysphagia：a reappraisal. *Arch Phys Med Rehabil*, **64**：371-373, 1983.

2) 秋山弘子：長寿時代の科学と社会の構想．科学，**80**(1)：59-64, 2010.

3) 飯島勝矢：戦略的学術研究「柏スタディ」―三位一体(栄養・運動・社会参加)の包括的フレイル予防アプローチ―．臨床栄養，JCN セレクト 11：154-162, 2016.

4) 仙田直之：NST．日本嚥下障害臨床研究会(編)，嚥下障害の臨床第 2 版―リハビリテーションの考え方と実際―，pp. 292-295, 医歯薬出版, 2008.

5) 小谷泰子：嚥下機能評価のポイント．野原幹司ほか(編)，認知症患者の摂食・嚥下リハビリテーション，pp. 28-58, 南山堂, 2011.

6) 黒田留美子：黒田式高齢者ソフト食とは？―その特徴と物性―．難病と在宅ケア，**20**(11)：25-29,

2015.

7) 菊谷　武：運動障害性咀嚼障害を伴う高齢者の食形態の決定．日補綴歯会誌，**8**(2)：126-131, 2016.

8) 日本摂食・嚥下リハビリテーション学会医療検討委員会　嚥下調整食特別委員会：日本摂食・嚥下リハビリテーション学会嚥下調整食分類 2013. 日摂食嚥下リハ会誌，**17**(3)：255-267, 2013.

9) Palmer JB, et al：Coordination of mastication and swallowing. *Dysphagia*, **7**：187-200, 1992.

10) 藤谷順子：嚥下障害食の展開．*MB Med Reha*, **83**：35-40, 2007.

11) 小島千恵子ほか：訓練法．聖隷三方原病院嚥下チーム編，嚥下障害ポケットマニュアル第 2 版，pp. 59-105, 医歯薬出版, 2003.

12) 畑　裕香ほか：食物形態の相違による口腔通過時間の検討―ゼリー，トロミ付き水を用いて―．日摂食嚥下リハ会誌，**11**(2)：97-103, 2007.

13) 仙田直之：嚥下食ピラミッドにおけるゼリー食(L0)とペースト食(L3)の適応．栢下淳(編)，嚥下食ピラミッドによるペースト食・ムース食レシピ 230，pp. 1-7, 医歯薬出版, 2013.

特集／摂食嚥下障害患者の食にチームで取り組もう！

嚥下調整食

栢下　淳[*1]　山縣誉志江[*2]

Abstract　平成28(2016)年診療報酬改定に伴い，摂食嚥下機能が低下した患者を対象とした外来・入院・在宅患者栄養食事指導料が算定可能となった．ここでいう摂食嚥下機能が低下した患者とは，医師が，日本摂食嚥下リハビリテーション学会の学会分類2013に基づく嚥下調整食に相当する食事を要する，と判断した患者をいう．そのため，学会分類2013についての理解が必要である．また，嚥下調整食を提供する際の注意点として，摂取できるエネルギーおよび栄養価が低くなることが挙げられる．このことは，嚥下障害者に低栄養のリスクがあることの原因の1つであると考えられる．さらに，適切な食形態を評価するためには，嚥下造影検査などの画像診断を行うことが望ましいが，検査食の作成には，物性が安定しない，急な検査に対応できないなどの問題がある．そのような問題への対応策の1つとして，舌圧を測定する方法が考えられる．

Key words　嚥下調整食(dysphagia diet)，学会分類2013(Japanese Dysphagia Diet 2013 by the JSDR Dysphagia Diet Committee)，栄養価(nutritional value)，嚥下造影検査(videofluoroscopic examination of swallowing；VF)，舌圧(tongue pressure)

学会分類2013の成り立ちと使い方・他の分類との対応

嚥下機能の低下した患者の割合は，急性期病院13.6%，回復期病院31.6%，老人保健施設45.3%，特別養護老人ホーム59.7%と報告されており，多くの患者や入所者が嚥下調整食の対象となっていることがわかる[1]．嚥下機能の低下した方に対し，従来は，個々の病院や施設で独自の嚥下調整食が提供されてきたが，病院間連携が取りにくいということもあり，日本摂食嚥下リハビリテーション学会では，2013年，「嚥下調整食分類2013(以下，学会分類2013)」を策定した[2]．

平成28(2016)年診療報酬改定に伴い，「特別食を必要とする患者，がん患者，摂食・嚥下機能が低下した患者または低栄養状態にある患者」を対象とし，外来・入院・在宅患者栄養食事指導料が算定可能となった．「摂食・嚥下機能が低下した患者」とは，医師が嚥下調整食(日本摂食嚥下リハビリテーション学会の分類に基づく)を必要と判断した患者とされた．そのため，日本摂食嚥下リハビリテーション学会の嚥下調整食分類すなわち学会分類2013について，理解する必要がある．

嚥下障害者は，嚥下障害の原因となる疾患や，重症度の程度などにより，適切な食事形態が異なる．そのため，学会分類2013(食事)のコード番号は，必ずしもすべての症例で難易度(改善過程)と一致するものではない．これを踏まえたうえで各コード分類の食形態を理解する必要がある(**表1**)．摂食嚥下障害と食形態の関連については，他

[*1] Jun KAYASHITA，〒734-8558　広島県広島市南区宇品東1-1-71　県立広島大学人間文化学部健康科学科，教授
[*2] Yoshie YAMAGATA，同，助教

表 1. 嚥下調整食分類2013（食事）早見表（一部抜粋）

コード		名称	形態	目的・特色
0	j	嚥下訓練食品0j	均質で，付着性・凝集性・かたさに配慮したゼリー 離水が少なく，スライス状にすくうことが可能なもの	重度の症例に対する評価・訓練用 少量をすくってそのまま丸呑み可能 残留した場合にも吸引が容易 たんぱく質含有量が少ない
0	t	嚥下訓練食品0t	均質で，付着性・凝集性・かたさに配慮したとろみ水 （原則的には，中間のとろみあるいは濃いとろみ*のどちらかが適している）	重度の症例に対する評価・訓練用 少量ずつ飲むことを想定 ゼリー丸呑みで誤嚥したりゼリーが口中で溶けてしまう場合 たんぱく質含有量が少ない
1	j	嚥下調整食1j	均質で，付着性，凝集性，かたさ，離水に配慮したゼリー・プリン・ムース状のもの	口腔外で既に適切な食塊状となっている（少量をすくってそのまま丸呑み可能） 送り込む際に多少意識して口蓋に舌を押しつける必要がある 0jに比し表面のざらつきあり
2	1	嚥下調整食2-1	ピューレ・ペースト・ミキサー食など，均質でなめらかで，べたつかず，まとまりやすいもの スプーンですくって食べることが可能なもの	口腔内の簡単な操作で食塊状となるもの（咽頭では残留，誤嚥をしにくいように配慮したもの）
2	2	嚥下調整食2-2	ピューレ・ペースト・ミキサー食などで，べたつかず，まとまりやすいもので不均質なものも含む スプーンですくって食べることが可能なもの	
3		嚥下調整食3	形はあるが，押しつぶしが容易，食塊形成や移送が容易，咽頭でばらけず嚥下しやすいように配慮されたもの 多量の離水がない	舌と口蓋間で押しつぶしが可能なもの 押しつぶしや送り込みの口腔操作を要し（あるいそれらの機能を賦活し），かつ誤嚥のリスク軽減に配慮がなされているもの
4		嚥下調整食4	かたさ・ばらけやすさ・貼りつきやすさなどのないもの 箸やスプーンで切れるやわらかさ	誤嚥と窒息のリスクを配慮して素材と調理方法を選んだもの 歯がなくても対応可能だが，上下の歯槽堤間で押しつぶすあるいはすりつぶすことが必要で舌と口蓋間で押しつぶすことは困難

学会分類2013は，概説・総論，学会分類2013（食事），学会分類2013（とろみ）から成り，それぞれの分類には早見表を作成した．
本表は学会分類2013（食事）の早見表である．本表を使用するにあたっては必ず「嚥下調整食学会分類2013」の本文を熟読されたい．
*表4のとろみの分類表の「中間のとろみ」または「濃いとろみ」が相当する．

稿を参照されたい．

学会分類2013（食事）のイメージ図を**図1**に示す．コード0jは嚥下訓練食であり，重度の患者に提供されるこのようなゼリーは，物性がとりわけ狭い範囲に分布していることも報告されており[3]，ある一定の物性範囲にコントロールしたものを提供する必要がある．コード1jは，よりエネルギーや栄養価の高いゼリー状やムース状の食事であり，0jと同様狭い範囲への物性調整は容易ではない．また，作成にかかる人件費は，ゼリー食，ペースト食，咀嚼対応食の順に高い[4]ことからも，

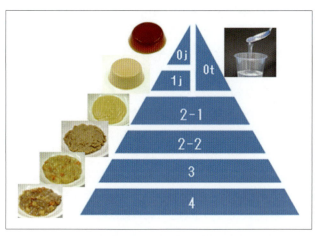

図1. 日本摂食嚥下リハビリテーション学会嚥下調整食分類2013（食事）のイメージ図

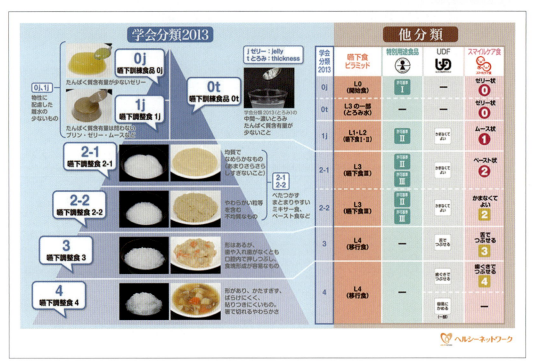

図 2. 学会分類 2013（食事）と他分類との対応

ゼリー食の作成には時間と手間がかかる．このようなゲル状食品の作成の手間を省き，いつでも同じ物性のゼリーを提供する方法として，市販食品の利用が挙げられる．現在，数多くの嚥下障害者向けの製品が流通しており，同じ製品であれば物性はほぼ一定に保たれている[5]．コード 2 は，コード 0j や 1j とは異なり，流動性のあるペースト状の食事となっている．コード 2 は，さらに細分化され，コード 2-1 は均質なペースト状，コード 2-2 は不均質なペースト状である．コード 3 は軟らかく離水に配慮した食事，コード 4 は軟らかく調理した食事となっている．

国内には，学会分類 2013（食事）以外にも，嚥下食や介護食の基準が複数存在する．図 2 に，嚥下食ピラミッド，特別用途食品，ユニバーサルデザインフード（UDF），スマイルケア食の各段階との対応を示した．農林水産省が示している「スマイルケア食」では，噛むことが難しい人向けの食品に黄マーク，飲み込むことが難しい人向けの食品に赤マークを表示している．また，学会分類 2013（食事）では，物性値の範囲は明記されていないものの，嚥下食ピラミッドのように客観的な数値が示されている基準との対応が示されていることにより，物性範囲のおおよその目安を知ることができる．

対象者に提供する食形態を評価するには，造影剤が入った検査食を用いて嚥下造影検査（video-fluoroscopic examination of swallowing；VF）を行うか，市販食品を用いて嚥下内視鏡検査（video-endoscopic evaluation of swallowing；VE）を行うことが望ましい．しかしながら，人手や施設の状況から嚥下機能が低下している患者すべてに画像診断を行うのは困難である．そこで，食形態選別の簡易方法として，舌圧の測定が参考になると考えられる．田中らは，入院患者の食形態と舌圧の関係について調査した結果，常食の摂取比率は，舌圧が 30 kPa 以上あれば 100％，25～30 kPa では 83％，20～25 kPa では 63％，15～20 kPa では 45％，15～10 kPa では 16％と報告している（表 2）．形態調整食としては 20～30 kPa では，形のある軟らかい食事の摂取が多く，15 kPa を下回るとミキサー食やゼリー食の対象が多くなることがわかる．この報告では，歩行能力と食形態についても調査しており，自力歩行できる患者の 68％は常食を摂取しているが，車椅子の患者では 30％，寝たきりでは 2％と歩行能力と食形態の関連もある（表 3）[6]．

表 2. 舌圧と食形態の関係

	総数	常食	五分食	刻み食	ミキサー食	ゼリー食
30 kPa 以上	14	14(100%)	0(0%)	0(0%)	0(0%)	0(0%)
25～30 kPa 未満	23	19(83%)	1(4%)	1(4%)	1(4%)	1(4%)
20～25 kPa 未満	48	30(63%)	6(13%)	12(25%)	0(0%)	0(0%)
15～20 kPa 未満	38	17(45%)	5(13%)	12(32%)	2(5%)	2(5%)
10～15 kPa 未満	32	5(16%)	6(19%)	14(44%)	5(16%)	2(6%)
5～10 kPa 未満	36	1(3%)	1(3%)	19(53%)	4(11%)	11(31%)
5 kPa 未満	10	2(20%)	0(0%)	6(60%)	2(20%)	0(0%)

嚥下調整食を提供する際の注意点

　嚥下調整食は，軟らかく仕上げるため水分含量が多い．そのため単位重量当たりの栄養価が低くなるという弱点がある．

　エネルギーおよびたんぱく質の量で考えてみる．主食を例とすると，ご飯100 g では168kcal，2.5 g に対し，全粥100 g では71kcal，1.1 g と，半分以下となる．1食あたりの主食の摂取量を150 g（ごはんの場合，茶碗に一杯程度）として1日3食摂取する場合，ご飯では750kcal，12 g 摂取に対し，全粥では330kcal，6 g と，半分以下になる．また，主菜となるハンバーグ100 g でも同様に，常食では198kcal，10.6 g であるが，ペースト状に調整すると146kcal，7.8 g となる[7]．これにより，仮に健常者と同じ分量の食事を摂取できた場合でも，摂取できるエネルギーおよび栄養価が少ない．Shimizu らは回復期リハビリテーション病院で入院時の嚥下調整食摂取した患者は骨格筋量が少ないこと，低栄養であること，FIM が低いことを報告している[8]．

　嚥下調整食は，低栄養のリスク要因の1つであると考えられる．対応として，MCT（medium chain triglyceride：中鎖脂肪酸油）や濃厚栄養剤を利用することは，摂取する栄養価を上げるために有用と考えられる．これらを嚥下調整食に添加することで，付着性が低下する，味にコクが出るなど，良い影響が出るものもあり，実際にもいくつかの病院や施設で提供されている．

　最近の報告では，高齢者のたんぱく質代謝は若年者と異なることが報告されている．同量のたんぱく質を摂取した場合，高齢者では若年者ほど筋

表 3. 歩行能力と食形態の関係

	総数	歩行	車椅子	寝たきり
常食	88	60(68%)	26(30%)	2(2%)
五分食	19	11(58%)	7(37%)	1(5%)
刻み食	64	14(22%)	38(59%)	12(19%)

たんぱく質の合成に利用されない[9]．そのため，日本人の食事摂取基準（2015 年版）におけるたんぱく質の推奨量は，69歳未満の0.9 g/kgに対し，70歳以上では1.1～1.2 g/kgとされており，2～3割多い摂取を推奨している．このように，高齢者は積極的にたんぱく質を摂取することが勧められており，言い換えると，高齢者は十分なたんぱく質摂取を行わないとサルコペニアなどの症状が生じやすいといえる．

　嚥下調整食を作成する際には，物性および栄養価の他に，味や提供温度についても注意すべき点がある．

　高齢者では，若年者と比較し，味覚や嗅覚が低下していることが多い．味覚の低下は，味を感じる味蕾の味細胞の減少により引き起こされ，味の閾値（味を感じることのできる最低の濃度）が上昇するために生じる．特に，塩味の閾値が上昇しやすく，塩分が多い食事になりがちである．高齢者の半数以上は高血圧であり，高血圧患者の場合，塩分を1日6 g 以下にすることが望まれる．しかし，一般的に和食は洋食と比較し，塩分含有量が多く，和食を好む高齢者では塩分摂取量が多くなる．塩，醤油，味噌などの調味料や漬物などを減らし，香辛料を使って味にアクセントをつけるなどの工夫が必要である．

　一方，塩分摂取量は摂取エネルギー量と相関するため，食欲不振などで摂取エネルギー量が少な

表 4. 嚥下調整食分類 2013(とろみ)早見表

	段階 1 薄いとろみ	段階 2 中間のとろみ	段階 3 濃いとろみ
英語表記	Mildly thick	Moderately thick	Extremely thick
性状の説明 (飲んだとき)	「drink」するという表現が適切なとろみの程度 口に入れると口腔内に広がる液体の種類・味や温度によっては、とろみが付いていることがあまり気にならない場合もある 飲み込む際に大きな力を要しない ストローで容易に吸うことができる	明らかにとろみがあることを感じがありかつ、「drink」するという表現が適切なとろみの程度 口腔内での動態はゆっくりですぐには広がらない 舌の上でまとめやすい ストローで吸うのは抵抗がある	明らかにとろみが付いていて、まとまりが良い 送り込むのに力が必要 スプーンで「eat」するという表現が適切なとろみの程度 ストローで吸うことは困難
性状の説明 (見たとき)	スプーンを傾けるとすっと流れ落ちる フォークの歯の間から素早く流れ落ちる カップを傾け、流れ出た後には、うっすらと跡が残る程度の付着	スプーンを傾けるととろとろと流れる フォークの歯の間からゆっくりと流れ落ちる カップを傾け、流れ出た後には、全体にコーティングしたように付着	スプーンを傾けても、形状がある程度保たれ、流れにくい フォークの歯の間から流れ出ない カップを傾けても流れ出ない(ゆっくりと塊となって落ちる)
粘度(mPa・s)	50〜150	150〜300	300〜500
LST 値(mm)	36〜43	32〜36	30〜32

学会分類 2013 は、概説・総論、学会分類 2013(食事)、学会分類 2013(とろみ)から成り、それぞれの分類には早見表を作成した.

本表は学会分類 2013(とろみ)の早見表である. 本表を使用するにあたっては必ず「嚥下調整食学会分類 2013」の本文を熟読されたい.

い場合、塩分摂取量も少なくなる. 低栄養患者では生存日数が短くなることも知られており、そのような場合は塩分摂取量にとらわれず、対象者の味覚に適した味付けをして提供する必要がある.

嚥下機能の低下した高齢者では、嚥下反射を惹起しやすくするために、温度感覚受容体を刺激する温度で食事を摂取することも有用である. 温度感覚受容体(TRPV, TRPA)を刺激する温度としては、温かい物は 43℃ 以上、冷たい物は 17℃ 以下と報告されている[10]. このような温度帯で食事を提供することが、嚥下しやすくするために重要である. 温度感覚受容体 TRPV1 を刺激するものの 1 つとしては、唐辛子に含まれるカプサイシンが知られている.

学会分類 2013(とろみ)について

さらさらした液体は咽頭通過速度が速く、咽頭でまとまりを保ちにくいため、嚥下障害者にとって誤嚥しやすい物性である. 一度誤嚥すると、再び誤嚥することを恐れ、水分の摂取を控えてしまうことも少なくない. とろみを付けることで咽頭通過速度を落とし、まとまりを持たせることがで

きるが、とろみの付与により飲む際のさっぱり感が減るなどの理由から、摂取量が少なくなることが報告されている[11]. 脱水のリスクを減少させるためには、適切なとろみの提供および水分摂取量のチェックが必要となる. また、とろみを付けすぎると咽頭残留の危険性が増すため注意が必要であるが、濃いめのとろみが必要な場合は、ゼリーを用いて咽頭をクリアにすることが有用な場合も多い.

学会分類 2013(とろみ)では、3 段階のとろみの範囲が示されており、とろみ調整食品の使用量の少ない順に、「薄いとろみ」、「中間のとろみ」、「濃いとろみ」としている(**表4**). 比較的健康な高齢者(平均年齢 84±3 歳)が飲み込みやすいと評価したとろみは、薄いとろみやそれ以下の粘度を示すとろみであった[12]. ただし、「飲み込みやすい＝誤嚥しない」ではないため、嚥下障害のある患者では付けすぎではない程度にとろみを付け、安全かつ水分補給しやすいとろみを目指すと良い.

日本では、キサンタンガムを素材としたとろみ剤が主流であるが、海外ではでんぷん系のとろみ剤の使用も多い. 海外の文献を参考にする際に

表 5. 市販とろみ剤で学会分類の3段階に必要なとろみ剤の量（水100 ml 当たり）

使用目安量(g) 商品名	薄いとろみ	中間のとろみ	濃いとろみ
トロミスマイル	0.4〜1.1	1.2〜2.2	2.3〜3.5
トロミパワースマイル	0.3〜0.8	0.9〜1.5	1.6〜2.5
トロミクリア	0.4〜1.2	1.3〜2.3	2.4〜3.5
明治トロメイク SP	0.5〜1.2	1.2〜2.0	2.0〜3.1
トロミアップパーフェクト	0.5〜1.0	1.0〜2.0	2.0〜3.0
新スルーキング i	0.5〜1.0	1.0〜2.0	2.5以上は推奨しない
トロミアップエース	0.5〜1.0	1.0〜2.0	2.0〜3.5
ソフティア S	0.9〜1.6	1.6〜2.6	2.6〜4.1
ネオハイトロミール R & E	0.6〜1.2	1.2〜2.1	2.1〜3.4
ネオハイトロミール Ⅲ	0.4〜0.8	0.8〜1.4	1.4〜2.2
つるりんこ Quickly	0.7〜1.3	1.3〜2.2	2.2〜3.3
トロメリン Ex	0.4〜1.1	1.1〜1.8	1.8〜2.7
トロメリン V	0.5〜0.9	0.9〜1.4	1.4〜2.1

（ヘルシーネットワークより引用）

は，素材の違いも考慮する必要がある．日本ではキサンタンガム系のとろみ剤が数十種類市販されており，とろみ剤の添加量を同じにしても同じ粘度にはならない点は気を付ける必要がある．**表5**には水100 ml に対する学会分類2013のとろみの程度にするのに必要なとろみ剤の量を示す．溶媒が異なると同じ添加量でも粘度が異なる．同じ溶媒の場合，温かい場合はとろみが緩く，温度が低下するととろみの粘度が上昇する．低い粘度のとろみ溶液のほうが，容器内で粘度の低い部分と高い部分ができやすいため，飲む直前に再度撹拌し，粘度を一定にすることも必要である．

食形態の評価を行う際の注意点

1．美味しい嚥下調整食を提供するために

ゼリー食やペースト食では，食材がミキサーにかけられることから，見た目の美味しさを損ない，食欲の低下を招く可能性がある．そこで，各施設や介護食メーカーでは，見た目が常食に近い嚥下調整食や咀嚼対応食の作成に力を注いでいる．広島県は，見た目は常食のままの状態にもかかわらず，スプーンでつぶせる固さにすることができる凍結含浸法という技術を開発している．また，各メーカーからも，見た目と味を保ったまま軟化することが難しいとされる肉や，パサついて

飲み込みにくいとされるパンを，原型を保ったまま咀嚼困難者に適した物性とした製品が販売されている．コストも高いが，このような見た目にも美味しい介護食は，患者のQOLの向上に繋がる．介護食が今後，より充実したものとなることを期待する．

文 献

1) 国立長寿医療研究センター：摂食嚥下に係る調査研究事業報告書．2012.
2) 日本摂食・嚥下リハビリテーション学会医療検討委員会嚥下調整食特別委員会：日本摂食・嚥下リハビリテーション学会嚥下調整食分類2013．日摂食嚥下リハ会誌，17：255-267，2013.
3) 坂井真奈美ほか：臨床的効果のある段階的嚥下食に関する食品物性比較，日摂食嚥下リハ会誌，10：239-248，2006.
4) 栢下 淳ほか：嚥下調整食の作製にかかる費用の調査，日摂食嚥下リハ会誌，15：209-213，2011.
5) 栢下 淳ほか（編著）：嚥下調整食学会分類2013に基づく市販食品300．2018年データ更新版，医歯薬出版，2018.
6) 田中陽子ほか：入院患者および高齢者福祉施設入所者を対象とした食事形態と舌圧・握力および歩行能力の関連について 日摂食嚥下リハ会誌，19：52-62，2015.
7) 栢下 淳（編著）：嚥下食ピラミッドによるペース

ト・ムース食レシピ230，医歯薬出版，2013.

8) Shimizu A, et al：Texture-modified diets are associated with decreased muscle mass in older adults admitted to a rehabilitation ward. *Geriatr Gerontol Int*, **18**(5)：698-704, 2018.

9) Breen L, et al：Skeletal muscle protein metabolism in the elderly：Interventions to counteract the 'anabolic resistance' of ageing. *Nutr Metab (Lond)*, **8**：68, 2011. doi：10.1186/1743-7075-8-68.

10) Clapham DE：TRP channels as cellular sensors. *Nature*, **426**(6966)：517-524, 2003.

11) Murray J, et al：Intake of thickened liquids by hospitalized adults with dysphagia after stroke, *Int J Speech Lang Pathol*, **16**：486-494, 2013.

12) 山縣誉志江ほか：物性調査による嚥下調整食の現状と課題．日摂食嚥下リハ会誌，**16**：140-147, 2012.

特集／摂食嚥下障害患者の食にチームで取り組もう！

急性期病院での栄養管理

上島順子*

Abstract 嚥下障害は低栄養や脱水症を引き起こし，生活の質(以下，QOL)の低下につながる．慢性的な嚥下障害がある患者では，約50％で低栄養を認め，約16％でサルコペニアを認める．低栄養と嚥下障害が両方存在する場合は死亡率が増加する．高齢入院患者が増加している急性期病院では，どの診療科でも摂食嚥下障害患者を認める可能性がある．摂食嚥下障害と関連性の強い低栄養とサルコペニアの高リスク患者を早期に抽出し，多職種で介入することが必要である．そのためには，院内で早期抽出・介入ができるシステム作りが必須となる．また，単に必要栄養量の計算や栄養投与内容を検討するだけではなく，患者本人のQOLに配慮し，多職種でかかわることが重要と考える．そして退院時には，急性期での栄養管理内容を次の療養先に送り，食支援を途切れさせないことが重要である．

Key words 急性期(acute care)，低栄養(malnutrition)，サルコペニア(sarcopenia)，多職種連携(interdisciplinary approach)，生活の質(quality of life；QOL)

はじめに

嚥下機能の低下は誤嚥性肺炎の危険因子の1つとされており[1]，読者の皆さんも既知のことであろう．誤嚥性肺炎は肺炎で入院した患者のうち約80％を占め[2]，特に高齢者で多く認める[3]．嚥下障害は低栄養や脱水症を引き起こし，生活の質(以下，QOL)の低下につながる[4)5)] (**図1**)．嚥下障害と低栄養には強い関連性があり[6)7)]，両方存在する場合死亡率が増加する[7]．さらに，介護依存度が高くなり，日常生活動作(以下，ADL)の低下も認めやすくなる[6]．慢性的な嚥下障害がある患者では，約50％で低栄養を認め，約16％でサルコペニアを認めるとされている[8]．一方で，サルコペニアを有する患者では，嚥下障害を多く認める[9)10)]．近年提唱されているサルコペニアの嚥下障害[11]は，身体機能低下，不適切な栄養管理，認知機能の低下によってしばしば高齢者で引き起こされる[10]．サルコペニアの嚥下障害を引き起こす要因として，低栄養，身体機能の低下，低筋肉量，低握力，摂取栄養量不足，長期禁食期間，認知機能低下，老化による嚥下機能低下などが挙げられている[10]．低栄養やサルコペニアは嚥下障害を招くが，嚥下障害もまた，低栄養やサルコペニアの状態を作りやすく，相互に作用している．

急性期病院での摂食嚥下障害患者

入院患者の高齢化が進む中で，摂食嚥下障害はどの診療科でも認める疾患となっている．実際，当院の2016年のデータでは，眼科と小児科以外のすべての診療科で摂食嚥下に問題のある患者が存在した(**図2**)．人数は入院患者の4.5％に当たる637名であり，平均年齢は78.6±12.4歳(32～106歳，中央値81歳)であった．また，管理栄養士のアセスメントで低栄養とされた患者のうち摂食嚥下に問題のある患者は41.6％を占めた．やはり先

---

* Junko UESHIMA，〒 141-6825 東京都品川区東五反田 5-9-22 NTT東日本関東病院栄養部

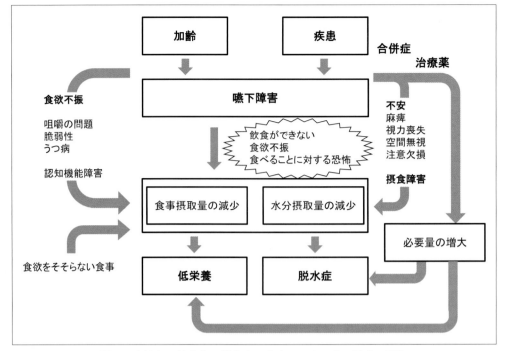

図1. 高齢者の低栄養や脱水症の発症における嚥下障害の関与
(文献5より改変)

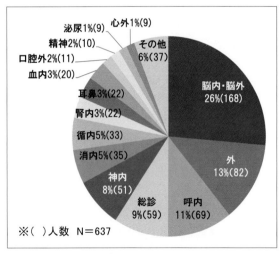

図2. 2016年度摂食嚥下障害を認めた患者の入院診療科内訳

行研究と同様に,高齢の患者が多く,低栄養状態の患者も多く認めた.どの診療科でも摂食嚥下障害患者が存在する急性期病院では,栄養アセスメントの際に摂食嚥下機能・身体機能も評価することが必要である.そして,不必要な禁食期間を作らないことが重要である.DPCデータを用いた研究では,誤嚥性肺炎で入院し禁食とされた患者では,約40%が30日後に3食経口摂取できなかった[12].

急性期病院における栄養管理のポイントとして,不必要な禁食期間を作らないこと,摂食嚥下障害の原因となる低栄養やサルコペニア患者の早期発見と早期介入および,低栄養やサルコペニアの状態にならないよう栄養管理を行うことが重要である.しかし,近年の研究では,低栄養患者の約25~50%[7)13)]が栄養介入を受けていないことが明らかとなった.

摂食嚥下障害への栄養介入

日本での研究では,急性期病院で入院期間中22 kcal/kg/日未満で管理された摂食嚥下障害患者は,22 kcal/kg/日以上の患者と比較して,嚥下障害からの回復が困難であり,死亡率の増加,自宅退院率が低下することが報告されている[14].一方で,サルコペニアの嚥下障害患者への栄養管理の症例報告では,嚥下障害の改善のためには,標準体重当たりエネルギーは33~35 kcal,たんぱく質は1.3~1.5 g投与を長期間実施する必要があった[15)~17)].摂食嚥下障害患者において,安全に食べるための下支えとなる栄養状態の維持は非常に重要である.繰り返しとなるが,低栄養,サルコペ

ニアに陥らせない栄養管理を入院期間中に実施することが鍵となる.

オーストラリアの53病院で3,000人以上の入院高齢患者に対して行われた調査[6]では、嚥下障害患者に対する栄養介入の内容として、食形態の調整(32.2%)、栄養士への紹介(31.4%)、エネルギーおよび／またはたんぱく質強化食の提供(27.3%)、栄養摂取量のモニタリング(21.5%)、経腸栄養(19.4%)、高エネルギーな間食の提供(15.7%)が挙げられた.しかし個人的には、単に必要栄養量の計算や栄養投与内容を検討するだけでは、患者のQOLを考えると不十分な栄養管理となるのではないかと考える.急性期病院の管理栄養士としては、少しでもQOLが向上するよう栄養管理を実施したいと考えている.そのためには、①日中起きて夜間寝るというリズム作りをする(内服薬の調整も含む)こと、②なるべく自立摂取してもらうように、姿勢を調整したり自助具を用いたりして食卓を整えること、③なるべく咀嚼をして食べられるように口腔ケアと歯または義歯を調整すること、④なるべく食べたい物を食べられるように調理方法を工夫すること、⑤認知機能低下を認める患者に対しては、摂取時に声かけをするなど認知機能に配慮したかかわりを行うことなどを積極的に多職種で実施できると良い.これらすべてのことが、摂食嚥下障害患者が安全に美味しく食事を摂取するために必要なことであり、栄養管理の一部に含まれると考える.

嚥下調整食での栄養管理

摂食嚥下障害患者に対しては、嚥下調整食が提供されることがあるが、その栄養価にも注意が必要である.回復期リハビリテーション病院入院時に嚥下調整食を摂取している患者は、低栄養が多く認められた[18].この結果から、急性期病院での栄養管理に問題があった可能性が考えられる.嚥下調整食は通常食よりも、エネルギーおよびたんぱく質量が優位に少ない[19)20]とされている.そのため、嚥下調整食を摂取し発熱なく経過していれ

ば安心というわけではない.筋肉量および体重が減少していないか、栄養状態は低下していないかについても気にすることが必要であり、低栄養が進行しないよう適切な補助栄養療法を行うべきである.実際に栄養価を補強した嚥下調整食を12週間摂取すると、エネルギー、たんぱく質摂取量、体重、握力などが改善することが報告されている[21].しかしながら、嚥下調整食(刻み状、ピューレ状、マッシュ状、とろみ水)の提供は、QOL低下との関連が強いことも報告されている[22].食形態を可能な限り上げるよう検討すること、また容易に下げないよう多職種で連携することが必要である.

適切な栄養ケアの提供による効果

適切な栄養ケアの提供のためには、エビデンスに基づいた栄養ケアアルゴリズムの実施が必要ではないかと考える.カナダでは、妥当性のあるスクリーニングツールを用いて栄養スクリーニングを行い、管理栄養士などの専門職による栄養アセスメントののち、栄養診断、栄養介入といった、エビデンスに基づく栄養ケアアルゴリズムを実装する研究がされている[23].これにより、低栄養抽出件数が増加し、週1回の体重測定が定着し、食事摂取量のモニタリング件数が増加した.さらに、食事調整をした患者数が増加した.結果、問題のある患者を発見し、栄養介入する件数が増加し適切な栄養ケアに繋がったと報告されている.これによって、低栄養患者を放置するリスクは減少するだろうと論文中では述べられている.さらに、この栄養ケアアルゴリズムの導入で、医療スタッフの意識が改善した[24].この研究では、開始前と実装1年後のスタッフの知識、態度、実践についてアンケート調査している.70%のスタッフがポジティブな変化を感じた.具体的には、全入院患者に栄養ケアが重要であることや、体重測定は重要であること、低栄養リスク、低栄養が判断できること、より良い栄養ケアのために教育を希望するなどといった変化である.

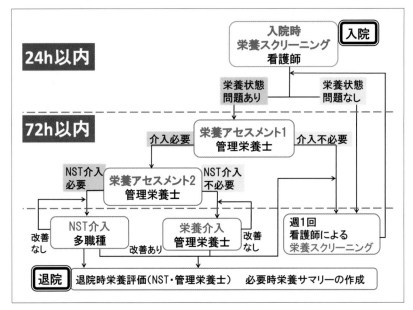

図 3. 当院での栄養ケアフロー

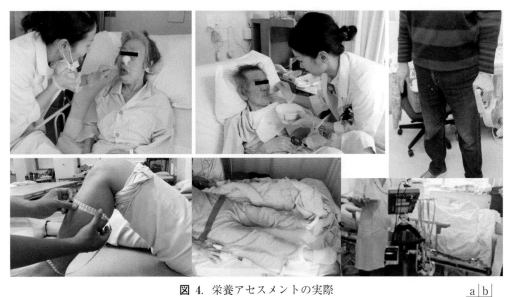

図 4. 栄養アセスメントの実際
a：口腔環境の確認
b：摂食嚥下機能の評価
c：筋肉量・筋力の評価

a|b
c

当院での栄養管理

1. 栄養管理の流れとアセスメント項目

当院の栄養評価フローチャートを図3に示す．当院でも先のカナダでの研究のように，入院した患者全員に，入院後24時間以内に看護師による栄養スクリーニングが実施され，栄養スクリーニングで問題ありとされた患者は，72時間以内に管理栄養士が栄養アセスメントを実施し，低栄養診断，栄養介入を実践している．アセスメント項目には，体重，BMI，臨床検査データだけでなくADLや口腔内環境，嚥下機能，筋肉量，下腿周囲長，握力などを含めている（図4）．身体機能は摂食嚥下障害に影響を及ぼすため必須の評価項目である．低栄養診断にはGLIM基準[25]を用いている．アセスメントにより，低栄養やサルコペニア該当

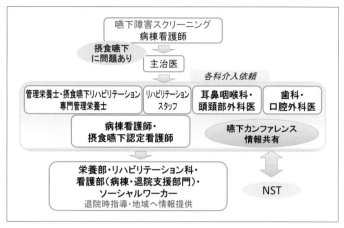

図 5. 摂食嚥下障害患者に対するチームアプローチ

者または高リスクと判定され，栄養介入が必要とされた患者に対しては，各担当管理栄養士が主治医，病棟スタッフ，リハビリテーションスタッフなど多職種と意見を交換しつつ，栄養介入を実施している．

2．多職種連携で行う栄養管理

摂食嚥下障害患者の栄養管理は，多職種で介入することが必要となる[26]．特に高齢者が経口摂取を進めるうえでは，多分野からのチームアプローチが重要とされている[27]．また，重度の肺炎高齢患者に対し，多職種での包括的なケアを行うことは経口摂取獲得日数を早め，退院を促進するとの報告がある[28]．

当院の摂食嚥下障害患者に対するチームアプローチを図5に示す．これら職種で日々かかわり，週1回カンファレンスを実施している．また，介入が必要な患者を多職種で認識し，早期に介入できるように，看護師・リハビリテーションスタッフ・管理栄養士が参加する病棟単位での多職種カンファレンスを週1回開催している(図6)．病棟でのカンファレンスを実施することにより，新たにリハビリテーション介入が必要と判断された患者は3か月間で32.7%(32名)，栄養介入が必要とされた患者は14.0%(19名)存在し，より多くの患者に介入することが可能となった[29]．また，栄養スクリーニングで低栄養とされた患者に対し，リハビリテーションスタッフが介入すると経口摂取量が増加(OR：1.99)した[29]．

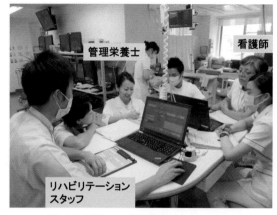

図 6. 病棟での多職種カンファレンス

地域連携と栄養情報提供書

患者が退院する際には，入院中の栄養管理の内容を地域の管理栄養士または多職種と情報を共有し繋がることで，途切れさせないようにしたい．多くの地域ですでに実践されていることであるが，当院のある品川区と隣の大田区でも，病院・施設の管理栄養士が集まり，2012年4月に「品川・大田医療福祉栄養士の会」という地域連携の会が立ち上がった．そこで共通様式の栄養サマリーを作成した．当院でも，入院中の栄養管理の内容を，転院または在宅に帰るときにケアスタッフに申し送るために記載している．申し送る内容は，病院での提供食の内容(主食・副食それぞれの形態)，食事摂取量，摂食時の状況，注意点，とろみ剤の種類，水分への添加量，栄養補助食品の種類，経管栄養の種類，経管栄養投与方法，水分量等々で

ある．当院では5年前よりサマリーの作成を開始し，現時点（2019年3月末）で293件作成した．経腸栄養のみでの申し送り件数は78件（26.6%）であり，嚥下調整食の申し送りは93件（31.7%）であった．サマリーに関する品川・大田医療福祉栄養士の会会員アンケートでは，管理栄養士以外の職種もサマリーを参考にしており，どの職種にもわかるよう記載することが必要であることがわかった．そのため2018年度から，嚥下調整食を摂取している患者にはサマリーの裏面に嚥下調整食の詳細と写真を掲載したものを印刷し，一目で摂取していた食形態がわかるようにしている．

サマリー運用後のアンケート調査では，「気軽に施設間で連絡を取り合えるようになった」や，「どのような食形態を摂取されていたのかがわかって良い」という声があった．しかし，地区全体としてはまだまだサマリーの運用件数が少ないことや，在宅退院患者への情報提供が不十分という問題があり，今後の課題である．

まとめ

急性期病院では，どの診療科でも摂食嚥下障害患者を認める可能性があることを念頭に置き，関連性の強い低栄養とサルコペニアの高リスク患者を早期に抽出し，多職種で介入することが必要である．その際に患者本人のQOLにまで配慮したかかわりができるとよりベストである．また，急性期での栄養管理内容を次の療養先に送り，食支援を途切れさせないことが重要である．

文　献

1) Manabe T, et al：Risk Factors for Aspiration Pneumonia in Older Adults. *PLoS One*, **10**(10)：e0140060, 2015.
2) Teramoto S, et al：High incidence of aspiration pneumonia in community- and hospital-acquired pneumonia in hospitalized patients：a multi-center, prospective study in Japan. *J Am Geriatr Soc*, **56**：577-579, 2008.
3) Teramoto S, et al：Update on the pathogenesis and management of pneumonia in the elderly-roles of aspiration pneumonia. *Respir Investig*, **53**：178-184, 2015.
4) Serra-prat M, et al：Oropharyngeal dysphagia as a risk factor for malnutrition and lower respiratory tract infection in independently living older persons：a population-based prospective study. *Age Ageing*, **41**：376-381, 2012.
5) Wirth R, et al：Oropharyngeal dysphagia in older persons-from pathophysiology to adequate intervention：a review and summary of an international expert meeting. *Clin Interv Aging*, **23**(11)：189-208, 2016.
6) Eglseer D, et al：Dysphagia in Hospitalized Older Patients：Associated Factors and Nutritional Interventions. *J Nutr Health Aging*, **22**(1)：103-110, 2018.
7) Carrión S, et al：Oropharyngeal dysphagia is a prevalent risk factor for malnutrition in a cohort of older patients admitted with an acute disease to a general hospital. *Clin Nutr*, **34**(3)：436-442, 2015.
8) Carrión S, et al：Nutritional status of older patients with oropharyngeal dysphagia in a chronic versus an acute clinical situation. *Clin Nutr*, **36**(4)：1110-1116, 2017.
9) Maeda K, et al：Sarcopenia is an independent risk factor of dysphagia in hospitalized older people. *Geriatr Gerontol Int*, **16**(4)：515-521, 2016.
10) Maeda K, et al：Decreased Skeletal Muscle Mass and Risk Factors of Sarcopenic Dysphagia：A Prospective Observational Cohort Study. *J Gerontol A Biol Sci Med Sci*, **72**(9)：1290-1294, 2017.
11) Fujishima I, et al：Sarcopenia and dysphagia：Position paper by four professional organizations. *Geriatr Gerontol Int*, **19**(2)：91-97, 2019.
Summary　近年提唱されているサルコペニアの嚥下障害について2019年1月に日本摂食嚥下リハビリテーション学会，日本サルコペニア・フレイル学会，日本リハビリテーション栄養学会，日本嚥下医学会の4学会が合同でコンセンサス論文を発表した．摂食嚥下障害にかかわる方は必読の論文．
12) Momosaki R, et al：Predictive factors for oral intake after aspiration pneumonia in older

adults. *Geriatr Gerontol Int*, **16**(5)：556-560, 2016.

13) Ostrowska J, et al：Fight against malnutrition (FAM)：Selected results of 2006-2012 nutrition day survey in Poland. *Rocz Panstw Zakl Hig*, **67**(3)：291-300, 2016.

14) Iwamoto M, et al：Swallowing rehabilitation with nutrition therapy improves clinical outcome in patients with dysphagia at an acute care hospital. *J Med Invest*, **61**(3-4)：353-360, 2014.

15) Maeda K, et al：Treatment of Sarcopenic Dysphagia with Rehabilitation and Nutritional Support：A Comprehensive Approach. *J Acad Nutr Diet*, **116**(4)：573-577, 2016.

16) Wakabayashi H, et al：Rehabilitation Nutrition for Possible Sarcopenic Dysphagia After Lung Cancer Surgery：A Case Report. *Am J Phys Med Rehabil*, **95**(6)：e84-e89, 2016.

17) Hashida N, et al：Rehabilitation and nutritional support for sarcopenic dysphagia and tongue atrophy after glossectomy：A case report. *Nutrition*, **35**：128-131, 2017.

18) Shimizu A, et al：Texture-modified diets are associated with decreased muscle mass in older adults admitted to a rehabilitation ward. *Geriatr Gerontol Int*, **18**(5)：698-704, 2018.

19) Keller H, et al：Issues associated with the use of modified texture foods, *J Nutr Health Aging*, **16**(3)：195-200, 2012.

20) Wright L, et al：Comparison of energy and protein intakes of older people consuming a texture modeified diet with a normal hospital diet. *J Hum Nutr Dietet*, **18**(3)：213-219, 2005.

21) Arentson-Lantz EJ, et al：Improving Dietary Protein Quality Reduces the Negative Effects of Physical Inactivity on Body Composition and Muscle Function. *J Gerontol A Biol Sci Med Sci*,

Jan 28, 2019.［Epub ahead of print］

22) Swan K, et al：Living with oropharyngeal dysphagia：effects of bolus modification on health-related quality of life-a systematic review. *Qual Life Res*, **24**(10)：2447-2456, 2015.

23) Keller HH, et al：Multi-site implementation of nutrition screening and diagnosis in medical care units：Success of the More-2-Eat project. *Clin Nutr*, **22**：2018. pii：S0261-5614(18)30072-4.［Epub ahead of print］

24) Laur CV, et al：Comparing Hospital Staff Nutrition Knowledge, Attitudes, and Practices Before and 1 Year After Improving Nutrition Care：Results From the More-2-Eat Implementation Project. *JPEN J Parenter Enteral Nutr*, **42**(4)：786-796, 2018.

25) Cederholm T, et al：GLIM criteria for the diagnosis of malnutrition- A consensus report from the global clinical nutrition community. *Clin Nutr*, **38**(1)：1-9, 2019.
Summary 2018 年秋に ESPEN と ASPEN, FELANPE, PENSA などの, the global clinical nutrition societies により合同で発表された低栄養診断基準.

26) McGinnis CM, et al：Dysphagia：Interprofessional Management, Impact, and Patient-Centered Care. *Nutr Clin Pract*, **34**(1)：80-95, 2019.

27) Volkert D, et al：ESPEN guideline on clinical nutrition and hydration in geriatrics. *Clin Nutr*, **38**(1)：10-47, 2019.

28) Koyama T, et al：Multidisciplinary Comprehensive Care for Early Recommencement of Oral Intake in Older Adults With Severe Pneumonia. *J Gerontol Nurs*, **42**(10)：21-29, 2016.

29) 上島順子ほか：多職種カンファレンス開催によるリハビリテーションと栄養介入状況の変化. 栄養, **1**(1)：58-60, 2016.

四季を楽しむ ビジュアル 嚥下食レシピ

新刊

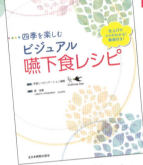

監修・執筆 宇部リハビリテーション病院
田辺のぶか，東　栄治，米村礼子

編集 原　浩貴（川崎医科大学耳鼻咽喉科　主任教授）

2019年2月発行　B5判　150頁　定価（本体価格 3,600円＋税）

見て楽しい、食べて美味しい、四季を代表する22の嚥下食レシピを掲載！
お雑煮からバーベキュー、ビールゼリーまで、イベント食、お祝い食に大活躍！
詳細な写真付きの工程説明と、仕上げのコツがわかる動画で、作り方が見てわかりやすく、嚥下障害の基本的知識も解説された、充実の1冊です。

目次

嚥下障害についての基本的知識
嚥下障害を起こしやすい疾患と全身状態
より安全に食べるために
　1. 嚥下の姿勢／2. 嚥下訓練・摂食嚥下リハビリテーション／3. 食事介助を行う場合の留意点と工夫

レシピ
- 春　ちらし寿司／ひし餅ゼリー／桜餅／若竹汁／ぶりの照り焼き
- 夏　七夕そうめん／うな丼／すいかゼリー／バーベキュー
- 秋　月見団子／栗ご飯／鮭の幽庵焼き
- 冬　かぼちゃの煮物／クリスマスチキン／年越しそば／お雑煮／昆布巻き・海老の黄金焼き／七草粥／巻き寿司／いわしの蒲焼き
- その他　ビールゼリー／握り寿司

Column　α-アミラーゼの秘密／大変身！簡単お肉料理アレンジ／アレンジ!! 月見団子のソース　ほか全7本

食べやすさ，栄養，見た目，味を追求したレシピ！

豊富な写真で工程が見てわかる！

動画付きで仕上げのコツが見てわかる！

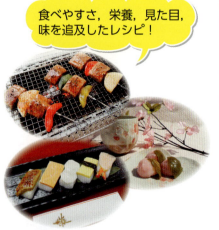

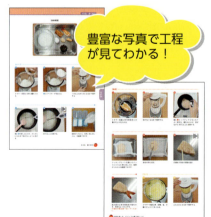

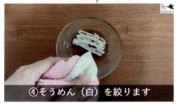

全日本病院出版会
〒113-0033　東京都文京区本郷 3-16-4　Tel：03-5689-5989
www.zenniti.com　Fax：03-5689-8030

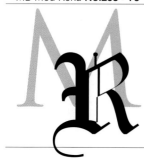

特集/摂食嚥下障害患者の食にチームで取り組もう！

回復期リハビリテーション病棟での栄養管理

西岡心大*

Abstract 摂食嚥下障害患者が可能な限り普通の食事を口から摂取できるように支援することは回復期リハビリテーション病棟の責務である．回復期リハビリテーション病棟入棟患者のうち少なくとも10～30％が摂食嚥下障害を有しており，退院時には48～87％が経管栄養から離脱する．摂食嚥下障害の原因としては脳卒中や頭部外傷が多く，認知症など他の要因による摂食嚥下障害も認められる．加えて，サルコペニアによる摂食嚥下障害の可能性も考慮する必要があり，栄養状態とサルコペニアの有無・原因を評価することが重要である．必要栄養量の算出には Harris-Benedict 式などの推定式を用い，リハビリテーションおよび日中の活動，さらに低栄養・サルコペニアの改善を考慮したエネルギー必要量の設定を行う．経口摂取が不十分な場合には間欠的口腔経管栄養法などの代替栄養法や経口補助食品の提供を行う．また嚥下調整食は含有栄養量が少なく，油脂や乳製品を用いた栄養価を高める工夫や，味・見た目に配慮した食べる意欲が湧くメニュー作りを行うことが望ましい．

Key words 低栄養(malnutrition)，サルコペニア(sarcopenia)，サルコペニアの摂食嚥下障害(sarcopenic dysphagia)，間欠的口腔食道経管栄養法(intermittent oro-esophageal tube feeding)，嚥下調整食(dysphagia diet)

はじめに

摂食嚥下障害患者が可能な限り普通の食事を口から摂取できるように支援することは，回復期リハビリテーション病棟における重要な役割の1つである．回復期リハビリテーション病棟では10～30％の患者が摂食嚥下障害により経口摂取不可あるいは不十分な状態で入棟する．摂食嚥下障害を生じると生命活動の維持に不可欠な水分・栄養素の摂取が困難となるだけでなく，五感を通じて美味しさを感じること，家族や仲間とともに食卓を囲んでコミュニケーションをはかる場に参加することが制約されることに繋がる．そのため回復期リハビリテーション病棟では栄養状態の維持・改善と同時に，食べる楽しみを叶えることの双方の視点からアプローチを行うことが重要である．本稿では回復期リハビリテーション病棟における経口摂取を促進するための栄養管理について解説する．

回復期リハビリテーション病棟における摂食嚥下障害の実態

回復期リハビリテーション病棟では多くの患者に摂食嚥下障害が認められる．回復期リハビリテーション病棟協会実態調査によると，回復期リハビリテーション病棟において入院時に経鼻胃管により経管栄養を施行されていた患者は4.7％，胃瘻は1.3％，中心静脈栄養は0.3％であった[1]．このデータは代替栄養を要する患者のみをカウントしているため，嚥下障害を有する患者の割合は

---

* Shinta NISHIOKA, 〒850-0854 長崎県長崎市銀屋町 4-11 長崎リハビリテーション病院法人本部人材開発部，副部長・栄養管理室，室長

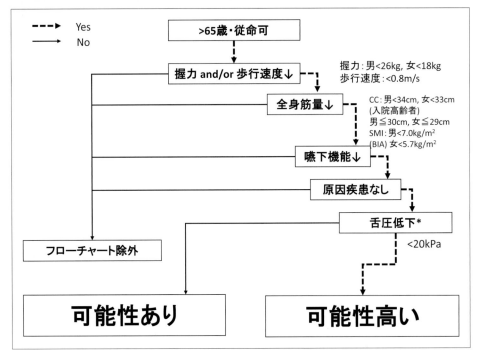

図 1. サルコペニアの摂食嚥下障害診断フローチャート
CC：下腿周囲長
SMI：skeletal muscle mass index
BIA：bioimpedance analysis
＊：舌圧が測定できない場合は，嚥下障害の原因疾患を認めない時点で「可能性あり」と判定する．

(文献9より)

より高いと考えられる．一方，脳卒中患者が主体である当院のデータでは入院時点で経管栄養管理であった患者は14.4％，嚥下調整食を提供されていた患者は12.0％であった（非公開データ）．これらを踏まえると回復期リハビリテーション病棟入棟患者の少なくとも10～30％は摂食嚥下障害を有していると考えられる．

回復期リハビリテーション病棟入棟患者の入院適応疾患は脳血管疾患，運動器疾患，廃用症候群に大別され，脳血管疾患と運動器疾患がそれぞれ45％程度を占める[1]．また筋萎縮性側索硬化症やパーキンソン病など，摂食嚥下障害を生じる神経変性疾患は入院適応疾患とはならない．これらのことから摂食嚥下障害の原疾患としては脳卒中と頭部外傷が多いと考えられる．また原疾患に付随する認知症や廃用性の嚥下障害，後述するサルコペニアの摂食嚥下障害など併存疾患（状態）に由来する嚥下障害も一定の割合で存在すると思われる．

急性期脳卒中患者では64％に嚥下障害が認められるが，87％は6か月後に発症前の食形態を摂取できるようになる[2]．一方で，回復期リハビリテーション病棟入棟時に経管栄養管理であった患者の経管栄養からの離脱割合については48～87％とされ[3〜5]，種々のアプローチを行っても代替栄養法から離脱できない症例も一定の割合で存在する．離脱できるか否かに対しては，年齢，発症前のADL，急性期でのADL改善度，回復期入院時点でのADL，発症から回復期リハビリテーション病棟入棟までの日数，肺炎発症，低栄養リスクなどの要因が経管栄養からの離脱に関与しているとされている[3,4]．

サルコペニアの摂食嚥下障害

近年，サルコペニアと嚥下障害との関連に注目が集まっている．サルコペニアは加齢および栄養摂取不足，疾患，活動不足により生じる全身性の

表 1. サルコペニアの判定基準

	前サルコペニア	サルコペニア	重症サルコペニア
骨格筋量低下（SMI） * （BIA）男性＜7.0 kg/m², 女性＜5.7 kg/m² （DXA）男性＜7.0 kg/m², 女性＜5.4 kg/m²	✓	✓	✓
筋力低下（握力） 男性＜26 kg, 女性＜18 kg	―	✓ （いずれか一方）	✓
身体機能低下（歩行速度） ＜0.8 m／秒	―		✓

SMI : skeletal muscle mass index
BIA : bioimpedance analysis
DXA : dual-energy X-ray absorptiometry
* : SMI が測定できない場合，下腿周囲長（男性＜34 cm, 女性＜33 cm, 入院高齢者の場合は
男性≦30 cm, 女性≦29 cm）で代用できる[22)23)].

（文献 11 より）

筋力および筋量（質）の低下を指し[6)]，骨格筋不全（muscle failure）の状態であると考えられている．一方，サルコペニアの嚥下障害（sarcopenic dysphagia）は全身および嚥下関連筋のサルコペニアにより生じる嚥下障害のことである[7)]．2014 年にWakabayashi が sarcopenic dysphagia に関する総説を発表し[8)]，2017 年には Mori らによりサルコペニアの摂食嚥下障害の診断基準案が提唱された（**図 1**）[9)]．この診断基準は筋量，筋力，歩行速度に基づく全身性のサルコペニアと摂食嚥下機能低下を認め，かつ摂食嚥下障害の原因疾患を認められない場合に「可能性あり」と判断し，さらに嚥下筋力の代理指標である舌圧低下を認めた場合に「可能性が高い」と判断するものである．2018 年には日本サルコペニア・フレイル学会，日本リハビリテーション栄養学会，日本摂食嚥下リハビリテーション学会，日本嚥下医学会の 4 学会合同によるポジションペーパーが発表され，サルコペニアと摂食嚥下障害が関連することに関しては一定のコンセンサスが得られるようになっている[7)]．サルコペニアの摂食嚥下障害と他の原因（例：脳卒中）による摂食嚥下障害と大きく異なるのは，栄養療法が治療の一環として位置づけられている点にある[7)]．サルコペニア改善のためには 35 kcal/kg 理想体重程度の高エネルギーと十分な蛋白質摂取が推奨されており[7)]，メニューの工夫，経口補助食品，経管栄養などを用いた栄養ケアを実施することが不可欠である．なお，脳卒中由来の摂食嚥下障害患者は前述のフローチャートから除外される

が，重度低栄養リスクは回復期脳卒中患者における経管栄養からの離脱困難を予測する因子であり[4)]，低栄養・サルコペニアが脳卒中患者の摂食嚥下能力回復に及ぼす影響については今後の検討が待たれる．

栄養アセスメント

栄養管理を行う際には必ず栄養アセスメントを行う．病歴，栄養歴（現在と過去の栄養摂取量や食習慣，体重変化など），薬剤処方内容，身体計測，体組成分析，生化学的検査，臨床所見などを包括的に評価し，栄養関連問題の有無や程度を判定し，必要栄養量を算出する．栄養摂取不足だけでなく，急性/慢性疾患（外傷）に伴う炎症反応も低栄養の原因になり得る，というのが現在のコンセンサスである[10)]．そのため，血清アルブミン値やbody mass index（BMI）だけで低栄養を判断することは避け，妥当性が検証された評価法（スクリーニングツールやアセスメントツールなど）を用いることが望ましい．なお 2018 年に世界の臨床栄養関連 4 団体による国際診断基準（Global Leadership Initiative on Malnutrition；GLIM）が発表され，今後世界的に普及する可能性がある[10)]．一方，サルコペニアを臨床現場で評価する際にはAsian Working Group for Sarcopenia による判定基準が実施しやすい．これは握力・骨格筋指数（skeletal muscle mass index；SMI），歩行速度により判定するもので[11)]，SMI が測定できない場合は下腿周囲長でも代用可能である（**表 1**）．

表 2. 活動係数の目安(長崎リハビリテーション病院)

活動レベル	行動因子
車椅子全介助	1.1〜1.2
日中車椅子　歩行練習開始	1.2〜1.3
日中車椅子　病棟歩行開始	1.3〜1.4
日中(杖)歩行　ADL練習主体	1.4〜1.5
日中(杖)歩行 階段昇降や筋トレなど負荷量の多い練習主体	1.5〜1.7
【参考値：日本人の食事摂取基準】[15]	
身体活動レベルⅠ (生活の大部分が座位で，静的な活動が中心の場合)	1.5
身体活動レベルⅡ (座位中心の仕事だが，職場内での移動や立位での作業，接客など，あるいは通勤・買物・家事，軽いスポーツなどのいずれかを含む場合)	1.75
身体活動レベルⅢ (移動や立位の多い仕事への従事者．あるいはスポーツなど余暇における活発な運動習慣をもっている場合)	2.0

次に必要栄養量を算出する．回復期リハビリテーション病棟におけるエネルギー必要量に関する基準は確立されていないが，急性期と比較すると活動による消費量は急性期より高く，侵襲による代謝亢進の程度はより低くなると予想される．実際，回復期脳卒中患者における安静時代謝量は，Harris-Benedictの式(HBE)により算出した基礎代謝量の106%程度だと報告されて報告されており，代謝亢進はほとんどみられない[12]．大腿骨骨折患者においてもHBEで算出した基礎代謝量に侵襲因子1.35を乗じると安静時代謝量を38%超過することが報告されており，代謝亢進を考慮する必要性が薄いことを示唆している[13]．これらのことから，代謝亢進をきたす併存疾患を持たない回復期リハビリテーション病棟入院患者はHBEなどで算出した基礎代謝量に活動係数を乗じて必要エネルギーを算出しても良いと考えられる．活動係数に関しては，生活の大部分が座位で静的な活動中心であれば1.4〜1.6程度とされており[14]，当院では座位保持や歩行練習が可能であ

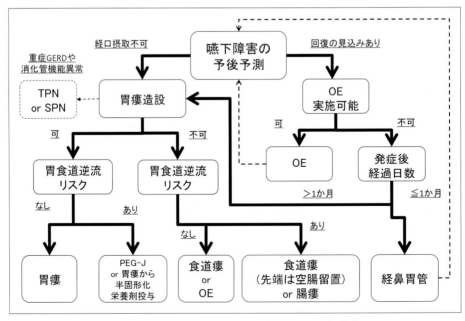

図 2. 回復期脳卒中患者における栄養ルートの選択基準の例
TPN：中心静脈栄養　　SPN：補完的中心静脈栄養
GERD：胃食道逆流症　　OE：間欠的口腔食道経管栄養法
PEG-J：経胃瘻的空腸チューブ

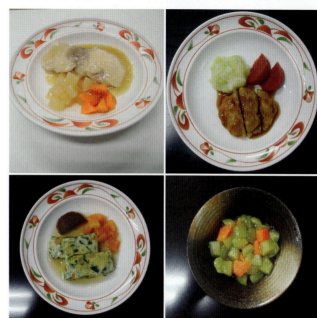

図 3.
嚥下調整食の例
いずれも日本摂食嚥下リハビリテーション学会
嚥下調整食分類コード 4 相当
　a：魚の味噌漬け焼き
　b：鶏天
　c：ふくさ蒸し
　d：野菜の煮物
(長崎リハビリテーション病院／株式会社 LEOC)

れば 1.5 程度の係数を用いることが多い(**表 2**). さらに, 低栄養を認める患者では体重(骨格筋量)増加のために 200～600 kcal/日のエネルギー蓄積量を付加して目標栄養量とし[15], これに基づき栄養ケアプランを立案する. たんぱく質に関しては stage 4～5 の慢性腎臓病患者や, 蛋白不耐症を呈する非代償期肝硬変患者を除き, 高齢者では体重あたり 1.0～1.5 g/kg 程度になるよう設定することが望ましい[16].

摂食嚥下障害患者に対する栄養管理の方法

栄養管理法は, 嚥下機能の予後予測, 消化管機能や構造, 栄養状態に応じて選択する(**図 2**). 経口摂取不可能, または不十分な場合は経管栄養を選択するが, 摂食嚥下訓練と最も親和性が高い方法は間欠的口腔食道経管栄養法(intermittent oro-esophageal tube feeding；OE 法)である. これは投与のたびに経口的に栄養チューブを挿入し, 先端を食道に留置し, 投与終了後はチューブを抜去する方法である[17]. チューブのない状態で経口摂取訓練が実施でき, かつチューブを嚥下すること自体が嚥下訓練を兼ねるとされている. 回復期リハビリテーション病棟入院中に 3 食経口摂取が可能となる患者の割合は, 経鼻胃管よりもOE 法管理のほうが有意に高いとの報告がある

(53% vs 71%, P<0.001)[5]. 1 日 3 回チューブを挿入・抜去するため手間がかかること, 挿入後の胃内留置の確認方法について安全性・有効性が確立された方法がないことなどの課題はあるが[17], OE 法に習熟した医師・看護師の存在などの体制が整っていれば, 経口摂取を目指す場合の経管栄養法の第一選択となり得る. 一方, 経鼻胃管はチューブ留置により喉頭蓋反転を阻害するなど嚥下の妨げになる可能性があるため経口摂取訓練との併用には向かないが, 経鼻胃管留置下で嚥下訓練をせざるを得ない場合はチューブが咽頭付近でとぐろを巻いたり, 外鼻腔と反対側の梨状窩を通過しないよう注意する[18]. 長期的に経管栄養が必要な場合は胃瘻造設の適応となる. 脳卒中患者の場合は機能予後不良のリスクを避けるため, 胃瘻を造設する場合は発症から 28 日以上経過後に施行することが推奨されている[19].

経口摂取をすすめる際は, 嚥下機能に即した嚥下調整食を提供する(詳細は他稿参照)[20]. ただし, 嚥下調整食は普通食と比べて含有する栄養量が約 30% も少なく[21], 3 食全量摂取していても低栄養が悪化するリスクがある. オリーブ油・バター・マーガリン・マヨネーズ・中鎖脂肪酸オイルなどの油脂や, チーズ・生クリーム・牛乳などの乳製品, 青魚やバラ肉など脂肪の多い肉類, 栄

養強化製品(パウダーなど)などを用いて，嚥下調整食の栄養価を高めることも考慮する．また，食事は何よりも美味しさや見た目が重要である．厨房スタッフを中心に多職種で協議し，安全で美味しく食べる意欲が湧くような嚥下調整食を準備しておきたい(**図3**)．食事のみで十分な栄養量が確保できない場合は，経口補助食品の使用も検討する．

まとめ

回復期リハビリテーション病棟における経口摂取再獲得をはかるための栄養管理について解説した．回復期においては，低栄養・サルコペニアの有無・原因を含め適切な栄養評価を行うこと，活動量と体重(骨格筋量)回復を考慮した必要栄養量の設定を行うこと，経口摂取獲得への支援に有利な栄養管理法を選択すること，そして嚥下調整食提供中の低栄養リスクを避け，味や見た目に配慮した嚥下調整食を準備することが重要である．

文　献

1) 回復期リハビリテーション病棟協会：回復期リハビリテーション病棟の現状と課題に関する調査報告書．2016.

2) Mann G, et al：Swallowing function after stroke：prognostic factors at 6 months. *Stroke*, **30**(4)：744-748, 1999.

3) Maeshima S, et al：Factors associated with prognosis of eating and swallowing disability after stroke： A study from a community-based stroke care system. *J Stroke Cerebrovasc Dis*, **22**(7)：926-930, 2013.

4) Nishioka S, et al：Malnutrition risk predicts recovery of full oral intake among older adult stroke patients undergoing enteral nutrition： Secondary analysis of a multicentre survey(the APPLE study). *Clin Nutr*, **36**(4)： 1089-1096, 2017.

5) Sugawara H, et al：Effect of tube feeding method on establishment of oral intake in stroke patients with dysphagia：comparison of intermittent tube feeding and nasogastric tube feeding. *Jpn J Compr Rehabil Sci*, **6**：1-5, 2015.

6) Cruz-Jentoft AJ, et al： Sarcopenia： revised European consensus on definition and diagnosis. *Age Ageing*, **48**(1)：16-31, 2019.
    Summary European Working Group on Sarcopenia in Older Peaple(EWGSOP)によるサルコペニア診断基準のアップデート版(EWGSOP2).

7) Fujishima I, et al：Sarcopenia and dysphagia： Position paper by four professional organizations. *Geriatr Gerontol Int*, **19**(2)：91-97, 2019.

8) Wakabayashi H：Presbyphagia and sarcopenic dysphagia：association between aging, sarcopenia, and deglutition disorders. *J Frailty Aging*, **3**(2)：97-103, 2014.

9) Mori T, et al：Development, reliability, and validity of a diagnostic algorithm for sarcopenic dysphagia. *JCSM Clin Reports*, **2**(2)：1-10, 2017.

10) Cederholm T, et al：The GLIM criteria for the diagnosis of malnutrition—a consensus report from the global clinical nutrition community. *Clin Nutr*, **38**(1)：1-9, 2019.
    Summary 米国・欧州・南米・アジアの臨床栄養系4学会による世界初の低栄養診断に関するコンセンサス論文.

11) Chen LK, et al：Sarcopenia in Asia：consensus report of the Asian Working Group for Sarcopenia. *J Am Med Dir Assoc*, **15**(2)：95-101, 2014.

12) Kawakami M, et al：Resting energy expenditure in patients with stroke during the subacute phases–Relationships with stroke types, location, severity of paresis, and activities of daily living. *Cerebrovasc Dis*, **39**：170-175, 2015.

13) Miller MD, et al：Resting energy expenditure measured longitudinally following hip fracture compared to predictive equations：is an injury adjustment required? *Br J Nutr*, **94**(06)：976, 2005.

14) 厚生労働省：「日本人の食事摂取基準(2015年版)」策定検討会報告書．〔https://www.mhlw.go.jp/file/05-Shingikai-10901000-Kenkoukyoku-Soumuka/0000083871.pdf〕(accessed on April 9, 2019)

15) 西岡心大：低栄養とリハビリテーション栄養管理の考え方—特にエネルギー必要量に関して—．日静脈経腸栄養誌，**31**(4)：944-948，2016.

16) Deutz NEP, et al：Protein intake and exercise for optimal muscle function with aging： Recommendations from the ESPEN Expert Group. *Clin*

Nutr, **33**(6)：929-936, 2014.

17) 日本摂食嚥下リハビリテーション学会医療検討委員会：間歇的口腔食道経管栄養法の標準的手順．日摂食嚥下リハ会誌，**19**(3)：234-238, 2015.

18) Pryor LN, et al：Impact of nasogastric tubes on swallowing physiology in older, healthy subjects：A randomized controlled crossover trial. *Clin Nutr,* **34**(4)：572-578, 2015.

19) Burgos R, et al：ESPEN guideline clinical nutrition in neurology. *Clin Nutr,* **37**(1)：354-396, 2018.
   Summary 欧州臨床栄養代謝学会による脳神経疾患に対する臨床栄養ガイドライン．

20) 藤谷順子ほか：日本摂食・嚥下リハビリテーション学会嚥下調整食分類 2013．日摂食嚥下リハ会

誌，**17**(3)：255-267，2013.

21) Wright L, et al：Comparison of energy and protein intakes of older people consuming a texture modified diet with a normal hospital diet. *J Hum Nutr Diet,* **18**：213-219, 2005.

22) Kawakami R, et al：Calf circumference as a surrogate marker of muscle mass for diagnosing sarcopenia in Japanese men and women. *Geriatr Gerontol Int,* **15**(3)：969-976, 2015.

23) Maeda K, et al：Predictive accuracy of calf circumference measurements to detect decreased skeletal muscle mass and European Society for Clinical Nutrition and Metabolism-defined malnutrition in hospitalized older patients. *Ann Nutr Metab,* **71**：10-15, 2017.

特集／摂食嚥下障害患者の食にチームで取り組もう！

摂食嚥下障害への訪問栄養指導の実際

江頭文江*

Abstract 訪問栄養指導では，慢性疾患の食事療法よりも，むしろ低栄養や摂食嚥下障害などの問題についてみることが多い．在宅医療の支援では，介護の大変さから介護者はなかなか余裕がなく，いつも同じような食材，同じような食器を使い，同じようなパターンになってしまうこともあるが，食器や食べる位置などの食の演出は，本人の食欲を引き出し，介護する側のモチベーションにもつながることもある．工夫して作った料理を残さず食べてくれると介護者は嬉しいものである．

我々は食べる時間に訪問することが多く，栄養管理や食形態以外にも，姿勢や食べ方，むせたときの対応などの工夫をしながら，再調整が必要になった場合には，介護支援専門員を通して，訪問リハビリテーションや看護師，歯科などに助言を得る．また，調理や食事介助の支援ではヘルパーなどへの情報提供も欠かせない．こういった他職種との調整の場合には，必要に応じて，訪問同行するなどの工夫が必要である．

Key words 訪問栄養指導(home nutritional care)，嚥下調整食(swallow food)，食支援(nutrition support)，低栄養(malnutrition)，地域包括ケアシステム(local integrated care system)

はじめに

訪問栄養指導は，平成6(1994)年診療報酬の中に「在宅訪問栄養食事指導」，平成12(2000)年の介護報酬の中に「管理栄養士の居宅療養管理指導」として，医療保険・介護保険ともに，実施されてきた．居宅療養管理指導の対象者には，「嚥下困難者のための流動食」が位置づけられ，さらに，平成28(2016)年4月には，栄養指導の対象には，低栄養，がんとともに摂食嚥下機能低下が加わり，医療でも介護でも摂食嚥下に関する栄養支援の重要性は高く認識されている．近年，高齢社会に対応して，地域包括ケアシステムの構築がいわれている．地域包括ケアシステムでは，「住み慣れたまち，住み慣れたおうちで，最期まで過ごすことができる」を目標に，各地域では行政や地域住民，医療福祉関係者が一緒になって，仕組みづくりをしている．医療，介護，介護予防，生活支援では，食の問題が多くみられるが，まだまだ仕組みづくりという点では課題も多い．

在宅特有のチームアプローチ

平成12(2000)年から始めた訪問栄養指導の対象者は，要介護4〜5の要介護者が約6割を占める[1]．介護を要するなかで，慢性疾患の食事療法だけではなく，むしろ低栄養や摂食嚥下障害などの問題を抱えることが多くみられる．その対象者のニーズの約8割が摂食嚥下障害であり，具体的には**表1**のように様々である．

口から食べる支援を行うためには，全身状態や口腔ケア，姿勢，食べさせ方(一口量やペース)，摂食嚥下リハビリテーション，栄養状態，食形態

---

* Fumie EGASHIRA，〒243-0204 神奈川県厚木市鳶尾2-27-8　地域栄養ケアPEACH厚木，代表

など，様々な視点が必要である．摂食嚥下のアプローチは，専門分野のみからの視点ではなく，包括的なアセスメント，介入が重要だとされている．しかし，在宅医療・介護の中では，支援に必要な職種が必ずしも揃っているとは限らず，かつその多くが単一職種の訪問となるため，自分の専門性に加え，他職種の分野の視点も大いに求められる．病院や施設では，様々な職種がカンファレンスや回診などを通して，情報共有できるが，在宅医療での情報共有には，工夫とパワーが必要になってくる．

在宅支援の多職種の特徴は，
・支援に必要な職種が必ずしも揃っているわけではない
・かかわる職種はそれぞれ別の所属であることが多い
・訪問系サービスは日中外出していることが多く，事業所などでは連絡が取りづらい
・それぞれの職種が個々に訪問するため，個々の評価，介入が見えにくい
などである．

したがって，情報共有のための連絡手段として，電話，FAX やメールなどがある．これらでは，言葉や文章での共有はできるが，具体的な食べさせ方や調理法，リハビリテーションなど具体的なポイントは伝わりにくい．近年では ICT（情報通信技術）の利用もあるが，口から食べる支援に関してより効果的な情報共有は，やはり同行訪問であるとも思う．合同カンファレンスなどの情報共有の時間は必要であるが，すべての職種を揃えることを高頻度で行うことは現実的に難しい．そこで，情報共有が必要な職種間との調整で，必要に応じて互いの時間に合わせて訪問し，直接その評価や介入方法を伝え，共有することはできる．特に食形態や食べさせ方などの共有を医療・介護関係者ができていないと，介護者を混乱させることにつながるため，注意しなければならない．

どんな場面でも，情報共有にはその調整などパワーが必要であるが，在宅医療ではより大きなパワーが必要ではないかと感じる．キーパーソンとなる介護支援専門員（ケアマネジャー）の力も大きい．

表 1． 訪問栄養指導で求められる摂食嚥下障害患者のニーズ

・どんな食形態がいいのか（食形態）
・どのように調理したらいいのか（調理）
・どのくらい食べたらいいのか（栄養補給）
・どうやって食べさせたらいいのか（食べ方）
・むせたときは，どうしたらいいのか（リスク管理）
・食べる機能を高めるためにはどんなことをしたらいいのか（嚥下リハビリテーション）

管理栄養士が行う在宅での摂食嚥下の食支援

管理栄養士が行う食支援は，栄養支援，食事支援，環境調整に分けられる（**表 2**）．口から食べるための体力，免疫力を維持するためには，低栄養状態や脱水の状態は改善しなければならず，摂食嚥下機能や認知機能などの評価とともに，どのようにしたら適切な栄養補給ができるかを思案し，提案していく．

また，「○○は食べられない」というマイナスの思考ではなく，「○○はこうすれば食べられる」と食材の選択や調理の工夫，継続できるための簡便な方法などを助言し，食べる意欲，作る意欲を引き出す．

在宅医療の支援では，介護の大変さから介護者はなかなか余裕がなく，いつも同じような食材，同じような食器を使い，同じようなパターンになってしまうこともあるが，食器や食べる位置などの食の演出は，本人の食欲を引き出し，介護する側のモチベーションにもつながることもある．工夫して作った料理を残さず食べてくれると介護者は嬉しいものである．

我々は食べる時間に訪問することが多く，栄養管理や食形態以外にも，姿勢や食べ方，むせたときの対応などの工夫をしながら，再調整が必要になった場合には，介護支援専門員を通して，訪問リハビリテーションや看護師，歯科などに助言を得る．また，調理や食事介助の支援ではヘルパーなどへの情報提供も欠かせない．こういった他職種との調整の場合には，必要に応じて，訪問同行するなどの工夫が必要である．

具体的には，食材の選択や調理方法にむらがある，とろみの付け方がバラバラである，嚥下調整食に関する理解不足などの課題もあり，その都度

表 2. 管理栄養士が行う食支援

1. 食べられる身体をつくる（**栄養支援**）
2. 食べたいものを食べられる形にする（**食事支援**）
3. 楽しく食べるための**環境づくり**
   （食器，盛り付け，雰囲気など）
4. 食べる**環境を整える**ためのコーディネーター
   （他職種へつなぐ）

対象者の状況を伝え，ケアの統一をはかる．また，調理の環境がなくスマイルケア食の選択のみで対応しなければならない場合もある．その場合は，栄養面，食形態，嗜好，1 回の利用量，パッケージなどの使い勝手などを配慮して，適切なものを選択し，さらに購入ルートも含めて提案する．

「おうちで食べたい」を叶えるための訪問栄養

1．症 例
96 歳，女性
疾患名：脳出血後遺症（胃瘻造設），老年期うつ病
既往歴：過活動性膀胱，便秘症，高血圧症，狭心症

2．介入前までの経過
2007 年脳出血，その後自宅療養し，家族と同じ食事を食べていた．2017 年誤嚥性肺炎にて入院．嚥下造影検査などから重度嚥下障害と診断され，胃瘻造設し，回復期リハビリテーション病院に転院．入院中はペースト食（摂食嚥下リハビリテーション学会分類 2013（以下，学会分類）：コード 2）を食べていたが，むせこみがあった．摂食嚥下リハビリテーションは継続しながら，胃瘻とお楽しみ程度の経口摂取との判断で，退院した．

自宅では，訪問診療，訪問看護，訪問歯科診療，訪問介護，訪問マッサージ，デイサービスを利用しながら過ごす．時折，誤嚥が原因と思われる微熱や，せん妄，皮膚乾燥などの問題は生じるが，入院することはなく，在宅療養を継続していた．

3．生活背景
介護者である娘と 2 人暮らし．在宅サービスを利用しながら生活しているが，介護全般，胃瘻の注入，嚥下調整食の準備などはすべて介護者である娘が担当．介護者も高齢になってきており，介護に対する想いやこだわりも強い．一方で，デイサービス利用日には介護者自身も外出するなど，リフレッシュできるよう自分の時間も作っている．

4．初回の栄養評価
身長：135 cm，体重：初回時不明（その後 36 kg 程度と判明），ADL は全介助，日中 3 回の注入時に車椅子に移乗し 1〜2 時間ほど過ごす．会話はできるが，開鼻声で積極的な発語は少ない．採血結果として，TP：6.0 g/d*l*，Alb：3.0 g/d*l*，Na：128ug/d*l*，Cl：91ug/d*l* の情報あり．

栄養補給
胃瘻：朝夕でエンシュア H 250×2＋水分 100 m*l*×2，昼は水分のみ 300 m*l*

経口摂取：朝：ヨーグルトと粉飴ゼリー，昼：かぼちゃの煮つけのペースト状など学会分類コード 2-1 を 70 g，とろみ茶（薄いとろみ）200 m*l*

5．初回の摂食嚥下機能
先行期：食べたい意欲あり，スプーンを持って自食できる，時々ペースが速くなり注意．
準備期：口唇閉鎖補食は問題なし，ヨーグルトなどだが舌で押しつぶす力，食塊形成力は弱い．咀嚼は上下運動が中心．
口腔期：食塊移送は緩慢で嚥下反射までにかなり時間がかかる．
咽頭期：食塊移送がなされてからも，嚥下反射には時間がかかる．嚥下反射後も咽頭残留はみられる．
食道期：問題なし
摂食時の様子：スタンダードタイプの車椅子に座り，ヨーグルト 1 個，とろみ茶（薄いとろみ）70〜80 m*l* を 30〜40 分かけて摂取．特にヨーグルトには時間がかかる．咽頭残留はあるが，むせはほとんどない．

6．医師から訪問栄養への助言
退院後，栄養補給は胃瘻から行い自宅で過ごしている．本人や介護者からの経口摂取の希望は強い．誤嚥性肺炎に注意しながらも，自宅での経口摂取のバリエーションを増やすこと，楽しみながら安定して食べられることを希望している．

7．栄養アセスメント
1）目標栄養量と充足率
必要エネルギー：エネルギー 36 kg×25〜30 kcal＝900〜1,080 kcal　たんぱく質：36 kg×1.1＝39.6 g

摂取エネルギー量：エネルギー 900 kca*l*，たんぱく質：30.4 g

胃瘻：エネルギー 750 kca*l*，たんぱく質：26.4 g+

経口摂取：エネルギー 150 kca*l*，たんぱく質 4 g（お楽しみ程度としつつも，粉飴の利用などもあり）

栄養充足率⇒ エネルギー充足，たんぱく質不足

2）不適切な食形態

食形態は学会分類コード 2 ではあるが，2-1, 2-2 は均質性が異なり，料理により粘性も異なる．食材の特徴を理解した嚥下調整食調理ができていない．

3）摂食機能，環境の未整備

自力摂取しており，出されたものは全部食べたいという思いが強い．認知機能の低下は若干みられるが，コミュニケーションはとれる．一口量や食べるペースへの声かけや見守りが必要．

4）主観的介入によるリスク管理不足

介護者の想いは強く，主観的かかわりが大きいため，本人の要求のまま摂取量が増えたり，一口量が増えたりしている．見守りができているときと，そうでないときがあり，食器から料理がなくなっていれば，「食べられた」との認識をしている（むせたりしても気づきにくい）．

初回訪問時，聞き取りからはお楽しみ程度のものだが，本人は楽しんで食べている，と伺う．しかし，実際に食べるところを見てみると，食塊移送に時間がかかり，嚥下反射の遅延があり，ヨーグルトの摂取に 30 分以上かかることがわかった．嚥下反射後の咽頭残留もあった．介護者の想いを聞きつつ，摂食嚥下機能について再評価．食形態についても，再確認．お茶は薄いとろみで対応しており，比較的スムースに嚥下反射は起きた．手作りの料理（学会分類：コード 2）は粘性強く，食塊移送に時間がかかっているため，もう少し粘度調整が必要と判断した．

自力摂取しているが，姿勢，一口量，ペーシングなど，それぞれに課題があり，再度環境調整する必要があった．義歯はあるが外しており，胃瘻の利用もあることから口腔ケアの意識は低く，口腔ケアは 1 日に 1〜2 回であった．口腔ケアの重要性と具体的なケアの方法，実施時間と回数などの

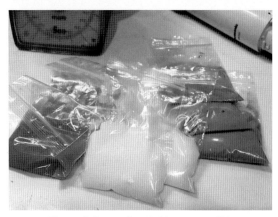

図 1．まとめて作った粥ゼリーや副食

助言が必要であった．

8．栄養介入

1）栄養補給

胃瘻：朝夕でエンシュア H 250（375 kca*l*）×2＝750 kca*l*

経口摂取：朝：ヨーグルトと粉飴ゼリー，昼：粥ゼリー，副食 50 g×2，とろみ茶（薄いとろみ）200 m*l*，夕：粉飴入りフルーツ 50 g（学会分類コード：2-1）

経口摂取のバリエーションを増やすことで，たんぱく質補給へもつなげる（食品物性については次項 3)にて）

2）水分補給

胃瘻：1,040 m*l*＋経口：とろみ茶 450 m*l*＝1,490 m*l*

3）適切な食形態の調理

ヨーグルトは，果物を加える，違う種類に変えるなどの工夫をする．手作りのミキサー食は，粥ゼリーをつなぎにして，ミキサーにかけるなど具体的に調理をした．

食材の特徴と軟らかくするための調理の工夫について説明し，そのうえで学会分類コード 2-1 に近づけるための食品の添加，ミキサーのかけ方などについて助言した．酵素入りゲル化剤を用いて，粥ゼリーを作り，粥ゼリーを主食として，さらにつなぎとして副食の加工に利用した．1 回の摂取量は 30〜70 g と少ないため，まとめて作って冷凍保存する方法なども紹介した（**図 1**）．具体的に一緒に調理をすることにより，本人が食べたいものを優先して，調理加工することを勧めた．

表 3. 医師との連携

・栄養評価と栄養補給
　➤ 胃瘻からの注入量の確認，栄養と水分の過不足があった場合の相談
　➤ 経管栄養と経口摂取量との総合的な評価，報告とその方向性の確認
・摂食嚥下機能評価の報告とともに，食形態についての相談
　➤ 食形態がアップするとき，経口摂取量が増加するとき
　➤ そのリスクについて

4）環境調整

車椅子の姿勢，スプーンなどの食具選び，食べるペース，口腔ケアについては，その重要性について理解を求め，食事時間に訪問し，具体的なケアの方法を紙で示し，共有した.

9．他職種との連携

1）医　師

医師とは，栄養補給，食形態，経口摂取を進めるうえでのリスク管理など，訪問栄養の支援の方向性を確認した．患者の栄養補給は，胃瘻と経口摂取の併用であり，訪問時には胃瘻から指示された内容が適切に注入できているかや，経口摂取量の増減により，全体のエネルギー補給量の増減はある程度の範囲内に収まっているか，体重の経過をみながら報告，情報共有を行った．食形態については，摂食嚥下機能から粘度の再調整が必要なことを報告，支援の方向性について確認した(表3).

2）訪問看護師

全身状態の把握，情報共有，バイタルの安定，痰がらみの有無，胃瘻注入やその合併症の有無など訪問看護時の状態の確認を確認した．対象者宅で会うことも多く，直接的に情報交換ができた.

3）訪問介護

調理をする場面があるとのことで，酵素入りゲル化剤の紹介，とろみ調整食品やゲル化剤の違いの理解と使い方の確認，ミキサーの使い方などを伝えながら嚥下調整食の調理を行った.

4）デイサービス

デイサービス利用時のおやつの時間などでヨーグルトやプリンを摂取していた．経口摂取の内容，環境調整，定期的な体重測定について情報を共有した.

昼の時間にミキサー食を対応できるとのことで，在宅訪問時にデイサービス職員が同席し，実際に食べているところを確認し，注意点を共有した.

5）介護支援専門員

最も訪問に同行してくれたのが介護支援専門員だった．自宅での経口摂取については評価に同席し，他職種に共有してくれた．デイサービスでの経口摂取の状況を把握し，それぞれに情報提供してくれた．デイサービス職員が感じる不安を率直に聞き取り，経口摂取を進めるうえでの注意点を共有した.

6）その他

直接やり取りができない場合も，共通の介護ノートの記録から，訪問入浴や訪問歯科なども，その様子をうかがうことができる．訪問診療では，介護者への説明に介護ノートを用いるため，その全容がみえた.

まとめ

「口から食べる」ための支援では，本人や介護者，またその周囲の環境の「想い」がある．その想いは強いこともあり，現実的な機能と不一致することも多い．しかし，その機能だけをみるのではなく，対象者の生活，様々なサービス，サービスにかかわる他職種の評価や意見，介入の仕方を把握することで，また異なる視点で介入方法を模索ことができる.

我々は，リスク管理を念頭に置きながらも，病院や施設ではなく，そのひとが安らぐ「おうち」のなかで，生活という視点での「食べる支援」をしていかなければならないと考えている.

文　献

1）江頭文江，栢下　淳：訪問栄養指導における摂食・嚥下障害者の現状と転帰．日栄養士会誌，**52**（10）：21-30，2009.

ピン・ボード

リハ栄養フォーラム 2019

＜東京＞
日　　時：7月20日(土)10：00〜16：30
場　　所：よみうりホール
定　　員：1000名
＜札幌＞
日　　時：7月27日(土)12：30〜16：30
場　　所：ACU札幌　ACU-A(アスティ45)1614
定　　員：250名
＜名古屋＞
日　　時：8月24日(土)12：30〜16：30
場　　所：TKPガーデンシティPREMIUM名駅西口
　　　　　2階ベガ
定　　員：280名

受講料
札幌・名古屋　各会場　3,000円(税込)
東京会場　4,000円(税込)
お申込み：下記Webサイトよりお申し込みください。
URL：http://www.e-toroku.jp/rihaeiyo2019/

第5回東京都総合高次脳機能障害研究会

日　　時：2019年7月28日(日)
会　　場：首都大学東京　荒川キャンパス内　大視聴覚室
プログラム
＜基礎編　講演＞
「高次脳機能障害のある方への支援：医療と地域の連携のコツ」
＜実践編＞
・世田谷区・葛飾区・足立区・調布市・府中市・杉並区・武蔵野市・町田市・西東京市・港区・新宿区・西多摩保健医療圏(青梅市，羽村市，福生市，瑞穂町，奥多摩町，あきる野市，檜原村，日の出町)・東京高次脳機能障害者支援ホーム(通称：HiBDy. Tokyo)からの発表
対　　象：医療，行政，福祉に携わる全専門職，患者，ご家族
募集定員：280人
参加費：1,000円
その他：申し込み方法・詳細は，東京慈恵会医科大学リハビリテーション医学講座のホームページをご覧ください.
主　　催：東京都総合高次脳機能障害研究会
共　　催：東京都理学療法士協会，東京都作業療法士協会，東京都言語聴覚士会

第6回日本サルコペニア・フレイル学会大会

会　　期：2019年11月9日(土)・10日(日)
会　　場：朱鷺メッセ 新潟コンベンションセンター
　　　　　〒950-0078　新潟市中央区万代島6-1
テーマ：百寿のためのサルコペニア，フレイル，ロコモ対策
大会長：遠藤直人(新潟大学大学院医歯学総合研究科整形外科学分野教授)
ＨＰ：https://admedic.co.jp/jasf6/
お問い合わせ先：
　＜事務局＞
　新潟大学大学院医歯学総合研究科　整形外科学分野
　〒951-8510　新潟市中央区旭町通1番町757
　TEL：025-227-2272　FAX：025-227-0782
　＜運営事務局＞
　株式会社アド・メディック内　担当：東海林 豊／川崎芽衣
　〒950-0951　新潟市中央区鳥屋野310
　TEL：025-282-7035　FAX：025-282-7048
　E-mail：jasf6@admedic.co.jp

第9回日本リハビリテーション栄養学会学術集会

会　　期：2019年11月23日(土)
会　　場：アクロス福岡
大会長：西岡心大(長崎リハビリテーション病院 人材開発部副部長・栄養管理室室長)
ＨＰ：https://jarnfukuoka1123.wixsite.com/home
お問い合わせ先：
　学術事務局
　〒869-1106　熊本県菊池郡菊陽町曲手760
　熊本リハビリテーション病院(担当 嶋津さゆり)
　TEL/FAX 096-232-5435(栄養管理部直通)

FAX による注文・住所変更届け

改定：2015 年 1 月

　毎度ご購読いただきましてありがとうございます．

　読者の皆様方に小社の本をより確実にお届けさせていただくために，FAX でのご注文・住所変更届けを受けつけております．この機会に是非ご利用ください．

◇ご利用方法

　FAX 専用注文書・住所変更届けは，そのまま切り離して FAX 用紙としてご利用ください．また，注文の場合手続き終了後，ご購入商品と郵便振替用紙を同封してお送りいたします．**代金が 5,000 円をこえる場合，代金引換便とさせて頂きます．**その他，申し込み・変更届けの方法は電話，郵便はがきも同様です．

◇代金引換について

　本の代金が 5,000 円をこえる場合，代金引換とさせて頂きます．配達員が商品をお届けした際に，現金またはクレジットカード・デビットカードにて代金を配達員にお支払い下さい(本の代金＋消費税＋送料)．(※年間定期購読と同時に 5,000 円をこえるご注文を頂いた場合は代金引換とはなりません．郵便振替用紙を同封して発送いたします．代金後払いという形になります．送料は定期購読を含むご注文の場合は頂きません)

◇年間定期購読のお申し込みについて

　年間定期購読は，1 年分を前金で頂いておりますため，代金引換とはなりません．郵便振替用紙を本と同封または別送いたします．送料無料，また何月号からでもお申込み頂けます．

　毎年末，次年度定期購読のご案内をお送りいたしますので，定期購読更新のお手間が非常に少なく済みます．

◇住所変更届けについて

　年間購読をお申し込みされております方は，その期間中お届け先が変更します際，必ずご連絡下さいますようよろしくお願い致します．

◇取消，変更について

　取消，変更につきましては，お早めに FAX，お電話でお知らせ下さい．

　返品は，原則として受けつけておりませんが，返品の場合の郵送料はお客様負担とさせていただきます．その際は必ず小社へご連絡ください．

◇ご送本について

　ご送本につきましては，ご注文がありましてから約 1 週間前後とみていただきたいと思います．お急ぎの方は，ご注文の際にその旨をご記入ください．至急送らせていただきます．2〜3 日でお手元に届くように手配いたします．

◇個人情報の利用目的

　お客様から収集させていただいた個人情報，ご注文情報は本サービスを提供する目的(本の発送，ご注文内容の確認，問い合わせに対しての回答等)以外には利用することはございません．

　その他，ご不明な点は小社までご連絡ください．

株式会社　全日本病院出版会

〒 113-0033 東京都文京区本郷 3-16-4-7F
電話 03(5689)5989　FAX03(5689)8030　郵便振替口座 00160-9-58753

FAX 専用注文書

ご購入される書籍・雑誌名に○印と冊数をご記入ください

5,000 円以上代金引換

○	書　籍　名	定価	冊数
	読めばわかる！臨床不眠治療—睡眠専門医が伝授する不眠の知識—　**新刊**	¥3,240	
	骨折治療基本手技アトラス—押さえておきたい 10 のプロジェクト—　**新刊**	¥16,200	
	グラフィック リンパ浮腫診断—医療・看護の現場で役立つケーススタディー　**新刊**	¥7,344	
	足育学　外来でみるフットケア・フットヘルスウェア　**新刊**	¥7,560	
	四季を楽しむビジュアル嚥下食レシピ　**新刊**	¥3,888	
	病院と在宅をつなぐ 脳神経内科の摂食嚥下障害—病態理解と専門職の視点—　**新刊**	¥4,860	
	ゼロからはじめる！ Knee Osteotomy アップデート	¥11,880	
	イラストからすぐに選ぶ　漢方エキス製剤処方ガイド	¥5,940	
	ここからスタート！睡眠医療を知る—睡眠認定医の考え方—	¥4,860	
	髄内釘による骨接合術—全テクニック公開, 初心者からエキスパートまで—	¥10,800	
	カラーアトラス　爪の診療実践ガイド	¥7,776	
	睡眠からみた認知症診療ハンドブック—早期診断と多角的治療アプローチ—	¥3,780	
	肘実践講座　よくわかる野球肘　肘の内側部障害—病態と対応—	¥9,180	
	医療・看護・介護で役立つ嚥下治療エッセンスノート	¥3,564	
	こどものスポーツ外来—親もナットク！このケア・この説明—	¥6,912	
	野球ヒジ診療ハンドブック—肘の診断から治療, 検診まで—	¥3,888	
	見逃さない！骨・軟部腫瘍外科画像アトラス	¥6,480	
	パフォーマンス UP！　運動連鎖から考える投球障害	¥4,212	
	医療・看護・介護のための睡眠検定ハンドブック	¥3,240	
	肘実践講座 よくわかる野球肘　離断性骨軟骨炎	¥8,100	
	これでわかる！スポーツ損傷超音波診断 肩・肘+α	¥4,968	
	達人が教える外傷骨折治療	¥8,640	
	ここが聞きたい！スポーツ診療 Q & A	¥5,940	
	見開きナットク！フットケア実践 Q & A	¥5,940	
	高次脳機能を鍛える	¥3,024	
	最新　義肢装具ハンドブック	¥7,560	
	訪問で行う 摂食・嚥下リハビリテーションのチームアプローチ	¥4,104	

バックナンバー申込（※ 特集タイトルはバックナンバー 一覧をご参照ください）

❀**メディカルリハビリテーション(No)**

No_____　　No_____　　No_____　　No_____　　No_____

No_____　　No_____　　No_____　　No_____　　No_____

❀**オルソペディクス(Vol/No)**

Vol/No_____　Vol/No_____　Vol/No_____　Vol/No_____　Vol/No_____

年間定期購読申込

❀メディカルリハビリテーション	No.		から
❀オルソペディクス	Vol.	No.	から

TEL：	（　　　）	FAX：	（　　　）

ご住所	〒

フリガナ			
お名前		要捺印	診療科目

FAX 03-5689-8030 全日本病院出版会行

全日本病院出版会行

FAX 03-5689-8030

年　月　日

住 所 変 更 届 け

お 名 前	フリガナ	
お客様番号		毎回お送りしています封筒のお名前の右上に印字されております8ケタの番号をご記入下さい。
新お届け先	〒　　　　　　都道 　　　　　　　府県	
新電話番号	（　　　　　）	
変更日付	年　　月　　日より	月号より
旧お届け先	〒	

※ 年間購読を注文されております雑誌・書籍名に✓を付けて下さい。
- ☐ Monthly Book Orthopaedics（月刊誌）
- ☐ Monthly Book Derma.（月刊誌）
- ☐ 整形外科最小侵襲手術ジャーナル（季刊誌）
- ☐ Monthly Book Medical Rehabilitation（月刊誌）
- ☐ Monthly Book ENTONI（月刊誌）
- ☐ PEPARS（月刊誌）
- ☐ Monthly Book OCULISTA（月刊誌）

FAX 03-5689-8030

全日本病院出版会行

Monthly Book Medical Rehabilitation
バックナンバー在庫

2019.6.現在

【2013〜15 年増刊号・増大号】

No.157 肩関節傷害 診療の真髄
編集/岩堀裕介（増大号/3,900 円＋税）

No.163 もう悩まない！100 症例から学ぶリハビリテーション評価のコツ
編集/里宇明元・辻川将弘・杉山 瑶・堀江温子（増刊号/4,900 円＋税）

No.170 高齢者のフレイル（虚弱）とリハビリテーション
編集/近藤和泉（増大号/3,900 円＋税）

No.176 運動器疾患リハビリテーション実践マニュアル
編集/帖佐悦男（増刊号/4,900 円＋税）

No.183 知りたい！聞きたい！認知症 Q & A
編集/遠藤英俊（増刊号/4,980 円＋税）

No.189 リハビリテーション医療における呼吸器診療
編集/笠井史人（増大号/4,000 円＋税）

【2016 年】

No.192 回復期における高次脳機能障害へのアプローチ
―病態評価に基づく対応― 編集/宮井一郎

No.193 脳性麻痺のリハビリテーション
―押さえておきたい二次障害への対応― 編集/朝貝芳美

No.194 現場に活かすリハビリテーション支援機器 編集/浅見豊子

No.195 骨粗鬆症 update―リハビリテーションとともに―
編集/島田洋一・宮腰尚久（増大号/4,000 円＋税）

No.196 パーキンソニズムの診断とリハビリテーション 編集/林 明人

No.197 大腿骨近位部骨折のリハビリテーション 編集/千田益生

No.198 腰痛予防と運動指導―セルフマネジメントのすすめ―
編集/矢吹省司

No.199 知っておくべきリハビリテーションにおける感染対策 編集/藤谷順子

No.200 在宅高齢者の内部障害リハビリテーション 編集/諸冨伸夫

No.201 リハビリテーション看護―看護実践のエビデンスと可能性―
編集/金城利雄・荒木暁子

No.202 発達期の嚥下調整食 編集/弘中祥司

No.203 リハビリテーションに役立つ！睡眠障害・睡眠呼吸障害の知識
編集/近藤国嗣（増刊号/4,980 円＋税）

No.204 末梢神経障害に対する治療の進歩―新たな展開と
リハビリテーション― 編集/平田 仁

【2017 年】

No.205 医工, 産学連携によるリハビリテーション 編集/菅本一臣

No.206 認知症予防とリハビリテーション 最前線
編集/繁田雅弘・竹原 敦

No.207 脳損傷者の自動車運転―QOL 向上のために― 編集/武原 格

No.208 リハビリテーションに役立つ心理療法 編集/中島恵子

No.209 脊髄損傷のリハビリテーション最前線 編集/三上靖夫

No.210 小児脳損傷のリハビリテーション
―成長に合わせたアプローチ― 編集/橋本圭司

No.211 全身管理からみたフットケア 編集/杉本郁夫

No.212 摂食嚥下障害リハビリテーション ABC
編集/出江紳一（増刊号/4,980 円＋税）

No.213 神経免疫疾患治療とリハビリテーション update 編集/阿部和夫

No.214 リンパ浮腫コントロール 編集/廣田彰男

No.215 人工呼吸器管理患者のリハビリテーション 編集/笠井史人

No.216 運動器疾患エコー活用術 編集/扇谷浩文

No.217 知っておきたい！これからの生活期リハビリテーション
編集/石川 誠（増大号/4,000 円＋税）

【2018 年】

No.218 心大血管手術後のリハビリテーション 編集/宮野佐年

No.219 医療 IT を活かすチームリハビリテーション 編集/菅原英和

No.220 リハビリテーションから考える高次脳機能障害者への生活支援
編集/中島八十一

No.221 多職種協働による転倒予防 私たちの取り組み 編集/渡邊 進

No.222 チーム医療の中のリハ医のリーダーシップ―様々なチームシチュエーション―
編集/岡本隆嗣

No.223 次のリハビリテーションに活きる！私の脳疾患評価
編集/石合純夫（増刊号/4,980 円＋税）

No.224 リハビリテーションを支える栄養管理の知識
編集/栢下 淳

No.225 知っておきたい脳卒中下肢装具の知識
編集/牧野健一郎

No.226 認知症高齢者の摂食嚥下リハビリテーション
編集/大熊るり

No.227 臨床実践！失語症のリハビリテーション
編集/前島伸一郎

No.228 成長期のスポーツ外傷・障害とリハビリテーション医療・医学
編集/帖佐悦男（増大号/4,000 円＋税）

No.229 これからの“地域”づくり―リハビリテーションの視点から―
編集/宮田昌司

No.230 リハビリテーションに活かす ソーシャルワーカーの力
編集/取出涼子

【2019 年】

No.231 心臓リハビリテーションにおける新時代の幕明け
編集/諸冨伸夫

No.232 脳性麻痺のリハビリテーション
―障害のある子どもとその家族を支える―
編集/土岐めぐみ

No.233 高齢者と排泄―アセスメントとケア―
編集/谷口珠実

No.234 在宅医に役立つ生活期における補装具・生活用具の知識
編集/吉永勝訓

No.235 歩きと姿勢を科学する
編集/長谷公隆

No.236 脳卒中リハビリテーション医療 update
編集/佐伯 覚（増刊号/5,000 円＋税）

No.237 発達障害支援のマイルストーン―就学支援を中心に―
編集/日原信彦

2019 年　年間購読のご案内

年間購読料　39,570 円（消費税込）

年間 13 冊発行

（通常号 11 冊・増大号 1 冊・増刊号 1 冊）

送料無料でお届けいたします！

各号の詳細は弊社ホームページでご覧いただけます.
☞www.zenniti.com/

※各号定価(本体価格 2,500 円＋税)(増刊・増大号を除く)

次号予告

実践！上肢投球障害に対する リハビリテーション

No. 239（2019 年 8 月号）

編集／丸太町リハビリテーションクリニック院長
森原　徹

Ⅰ．年代・性別から考える投球障害アプローチ
　　小学生・中学生の上肢スポーツ障害に
　　　対するリハビリテーション…坂田　　淳
　　高校生・大学生・社会人野球選手の
　　　上肢スポーツ障害に対する
　　　リハビリテーション………鈴木　　智
　　女子野球選手の上肢スポーツ障害に
　　　対するリハビリテーション…平本真知子ほか
Ⅱ．身体機能から考える投球障害アプローチ
　　全身から患部へのアプローチ…松井　知之
　　肩・肩甲帯からみた上肢投球障害
　　……………………………高橋　晋平ほか
　　肘・手関節・手指の評価から患部への
　　アプローチ………………篠田　光俊

Ⅲ．投球動作から考える投球障害アプローチ
　　投球動作評価法………………瀬尾　和弥ほか
　　投球動作改善に向けての実践アプローチ
　　……………………………宇良田大悟
Ⅳ．投球障害撲滅に向けて，大規模検診の現状と
　　未来
　　京都府における大規模野球肘検診の現状
　　……………………………琴浦　義浩
　　障害発生予防に対する取り組み
　　……………………………亀山顕太郎

| 編集主幹：宮野佐年 | 医療法人財団健貢会総合東京病院 リハビリテーション科センター長 | No. 238　編集企画： |
| | 水間正澄　医療法人社団輝生会理事長 昭和大学名誉教授 | 栢下　淳　県立広島大学教授 |

Monthly Book Medical Rehabilitation　No. 238

2019 年 7 月 15 日発行　（毎月 1 回 15 日発行）
　　定価は表紙に表示してあります．

Printed in Japan

発行者　　末　定　広　光
発行所　　株式会社　全日本病院出版会
〒 113-0033　東京都文京区本郷 3 丁目 16 番 4 号 7 階
　　　電話（03）5689-5989　Fax（03）5689-8030
　　　郵便振替口座 00160-9-58753

ⓒ ZEN・NIHONBYOIN・SHUPPANKAI, 2019

印刷・製本　三報社印刷株式会社　　電話（03）3637-0005
広告取扱店　㈱日本医学広告社　　電話（03）5226-2791

・本誌に掲載する著作物の複製権・翻訳権・上映権・譲渡権・公衆送信権（送信可能化権を含む）は株式会社
　全日本病院出版会が保有します．
・JCOPY ＜（社）出版者著作権管理機構　委託出版物＞
　本誌の無断複写は著作権法上での例外を除き禁じられています．複写される場合は，そのつど事前に，（社）出版
　者著作権管理機構（電話 03-5244-5088，FAX 03-5244-5089，e-mail: info@jcopy.or.jp）の許諾を得てください．
・本誌をスキャン，デジタルデータ化することは複製に当たり，著作権法上の例外を除き違法です．代行業者等
　の第三者に依頼して同行為をすることも認められておりません．

Monthly Book MEDICAL REHABILITATION

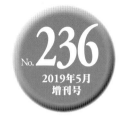

No.236 2019年5月増刊号

脳卒中 リハビリテーション医療 update

最新増刊号

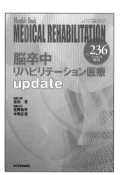

編集企画／佐伯　覚（産業医科大学教授）

182頁　定価（本体価格 5,000 円+税）

脳卒中のリハビリテーション医療の「今」がこの一冊で丸わかり！
update に最適な一冊です！

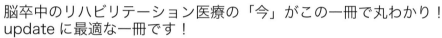

脳梗塞急性期治療の進歩	鴨川　徳彦ほか
高齢脳卒中患者の特徴	平野　照之
脳卒中データベースの活用	德永　誠ほか
脳卒中急性期リハビリテーションの現状と課題	山田　深
脳卒中回復期リハビリテーションの現状と課題	赤津　嘉樹ほか
脳卒中生活期リハビリテーションの現状と課題	近藤　国嗣
脳卒中の機能予後予測	小山　哲男
脳卒中回復期リハビリテーションのチーム体制とカンファレンス	菅原　英和
脳卒中患者の歩行障害と下肢装具	木村　公宣
脳卒中患者におけるロボット支援歩行練習	平野　哲ほか
脳卒中患者の痙縮への対応	蜂須賀明子ほか
脳卒中患者の高次脳機能障害への対応	渡邉　修
脳卒中患者の摂食嚥下障害への対応	高畠　英昭
脳卒中後うつ・アパシーへの対応	先崎　章
脳卒中後てんかんへの対応	藤本　礼尚
脳卒中片麻痺上肢に対する CI 療法	竹林　崇
脳卒中片麻痺上肢に対する促通反復療法	下堂薗　恵ほか
脳卒中片麻痺上肢に対する HANDS 療法	川上　途行ほか
脳卒中片麻痺上肢に対する経頭蓋磁気刺激療法	福井　遼太ほか
脳卒中片麻痺上肢に対する経頭蓋直流電気刺激法	杉本　香苗ほか
脳卒中後の社会参加と両立支援	豊田　章宏
脳卒中後の自動車運転の再開	飯田　真也ほか
地域包括ケアシステムを支える地域連携1 ―札幌渓仁会リハビリテーション病院の取り組み	橋本　茂樹
地域包括ケアシステムを支える地域連携2―産業医科大学の取り組み	白石純一郎ほか
脳卒中の再発予防と生活管理	橋本洋一郎
脳卒中リハビリテーションにおける福祉機器の開発・活用に係る医工連携	粂田　哲人ほか

（株）全日本病院出版会

各誌目次がご覧いただけます！
http://www.zenniti.com

〒113-0033　東京都文京区本郷 3-16-4　　電話(03)5689-5989　　FAX(03)5689-8030

2019年 全日本病院出版会 年間購読ご案内

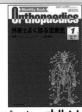

マンスリーブック　オルソペディクス
編集主幹
金子和夫/松本守雄

Vol. 32　No. 1〜13（月刊）
税込年間購読料　38,918円
（通常号 11 冊・増大号・1 冊・増刊号 1 冊）
2019 年特集テーマ―――以下続刊
No. 6　人工膝関節片側置換術
No. 7　知れば役立つ整形外科と保険診療の関係

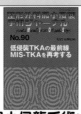

整形外科最小侵襲手術ジャーナル
最先端を分かりやすくまとめた
実践的手術ジャーナルです．
整形外科手術の新しいノウハウを
ぜひ臨床にご活用ください．

No. 90〜93（季刊）
税込年間購読料　13,888円
（通常号 4 冊：2，5，9，12 月発行）
2019 年特集テーマ―――以下続刊
No. 90　低侵襲 TKA の最前線 MIS-TKA を再考する
No. 91　腱板広範囲断裂に対する肩関節温存手術

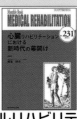

マンスリーブック　メディカルリハビリテーション
編集主幹
宮野佐年/水間正澄

No. 231〜243（月刊）
税込年間購読料　39,570円
（通常号 11 冊・増大号 1 冊・増刊号 1 冊）
2019 年特集テーマ―――以下続刊
No. 237　発達障害支援のマイルストーン―就学支援を中心に―
No. 238　摂食嚥下障害患者の食にチームで取り組もう！

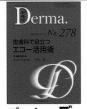

マンスリーブック　デルマ
編集主幹
照井　正/大山　学

No. 278〜290（月刊）
税込年間購読料　41,128円
（通常号 11 冊・増大号 1 冊・増刊号 1 冊）
2019 年特集テーマ―――以下続刊
No. 284　紅皮症　迷った時にこの 1 冊！
No. 285　今だから学ぶ性感染症

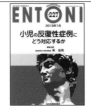

マンスリーブック　エントーニ
編集主幹
本庄　巌/市川銀一郎/小林俊光

No. 227〜239（月刊）
税込年間購読料　40,866円
（通常号 11 冊・増大号 1 冊・増刊号 1 冊）
2019 年特集テーマ―――以下続刊
No. 233　耳鼻咽喉科と認知症
No. 234　メニエール病

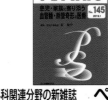

形成外科関連分野の新雑誌　ペパーズ
編集主幹
上田晃一/大慈弥裕之/小川　令

No. 145〜156（月刊）
税込年間購読料　41,436円
（通常号 11 冊・増大号 1 冊）
2019 年特集テーマ―――以下続刊
No. 150　穿通枝皮弁をあやつる！―SCIP flap を極める編―
No. 151　毛の美容外科

マンスリーブック　オクリスタ
編集主幹
村上　晶/高橋　浩

No. 70〜81（月刊）
税込年間購読料　41,220円
（通常号 11 冊・増大号 1 冊）
2019 年特集テーマ―――以下続刊
No. 75　知っておきたい稀な網膜・硝子体ジストロフィ
No. 76　流涙を診たらどうするか

年間購読のお客様には送料サービスにて最新号をお手元にお届けいたします。
そのほかバックナンバーもぜひお買い求めください。
※税込年間購読料は 1〜9 月号を消費税率 8％、10〜12 月号を 10％換算とした合計金額です。

♣ 書籍のご案内 ♣

◆ 読めばわかる！臨床不眠治療
　―睡眠専門医が伝授する不眠の知識―
　著/中山明峰　定価 3,000円＋税　B5 判　96 頁
◆ 骨折治療基本手技アトラス
　〜押さえておきたい 10 のプロジェクト〜
　編/最上敦彦　定価 15,000円＋税　変形 A4 判　518 頁
◆ グラフィック　リンパ浮腫診断
　―医療・看護の現場で役立つケーススタディ―
　著/前川二郎　定価 6,800円＋税　B5 判　144 頁
◆ 足育学　外来でみるフットケア・フットヘルスウェア
　編/高山かおる　定価 7,000円＋税　B5 判　274 頁
◆ 四季を楽しむ　ビジュアル嚥下食レシピ
　監/宇部リハビリテーション病院
◆ 病院と在宅をつなぐ　脳神経内科の摂食嚥下障害
　編著/野﨑園子　定価 4,500円＋税　B5 判　156 頁
◆ すぐに役立つ眼科日常診療のポイント―私はこうしている―
　編/大橋裕一ほか　定価 9,500円＋税　B5 判　300 頁

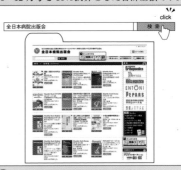

全日本病院出版会
〒113-0033　東京都文京区本郷 3-16-4
TEL：03-5689-5989　FAX：03-5689-8030
www.zenniti.com

定価（本体価格 2,500 円＋税）

ISBN978-4-86519-440-1　C3047　¥2500E

ISSN 1346-2067　文献略称 MB ENT

Monthly Book
ENTONI
エントーニ
No.228

2019年2月15日発行（毎月1回15日発行）　No.228

2019年2月

鼻出血の対処法

編集企画
名古屋市立大学高度医療教育研究センター教授　鈴木元彦

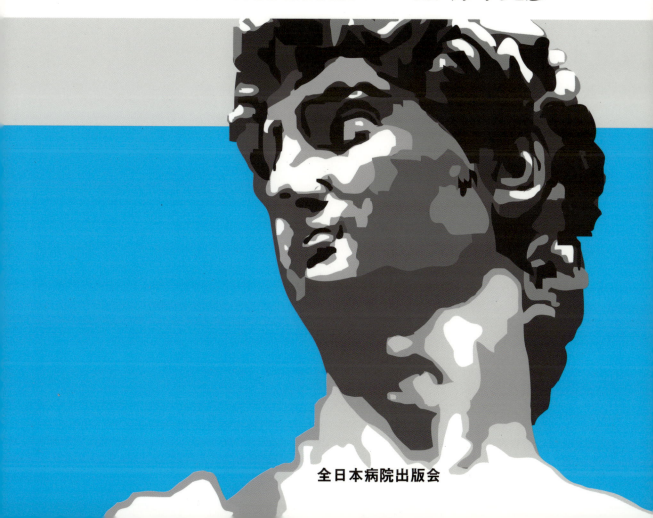

全日本病院出版会

全日本病院出版会のホームページの"きっとみつかる特集コーナー"をご利用下さい!!

- ☺学会売上好評書籍のご案内や関連特集本コーナーで欲しい書籍が見つかりやすくなりました。
- ☺定期雑誌の最新号や、新刊書籍の情報をすばやくお届けします。
- ☺検索キーワードの入力でお探しの本がカンタンに見つかる、便利な「検索機能」付きです。
- ☺雑誌・書籍の目次、各論文のキーポイントも閲覧できます。

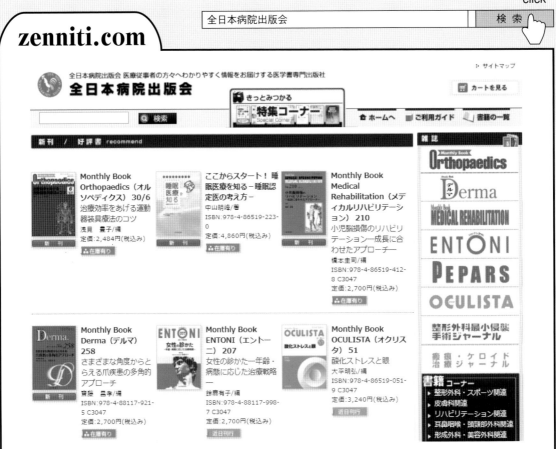

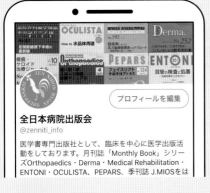

全日本病院出版会　公式 twitter 始めました！

弊社の書籍・雑誌の新刊情報、好評書のご案内を中心に、タイムリーな情報を発信いたします！
全日本病院出版会公式アカウント (**@zenniti_info**) をぜひご覧ください！

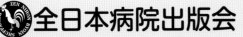

全日本病院出版会　〒113-0033　東京都文京区本郷 3-16-4　Tel:03-5689-5989
http://www.zenniti.com　Fax:03-5689-8030